KompetenzKompakt

Baer, Udo; Barnowski-Geiser, Waltraut
Hyperaktive Kinder kreativ
Das Semnos-Konzept in Therapie und Pädagogik

Frick-Baer, Gabriele (Hrsg.)
KompetenzKompakt Band 3

© 2005 Affenkönig Verlag, Neukirchen-Vluyn
Alle Rechte vorbehalten
Umschlaggestaltung: Sabine Bremer
Satz: Susanne Wolters
Druck: Himmer, Augsburg
ISBN-Nr. 3-934933-13-0
ISSN-Nr. 1860-5184

KompetenzKompakt Band 3

Udo Baer, Waltraut Barnowski-Geiser

Hyperaktive Kinder kreativ

Das Semnos-Konzept in Therapie und Pädagogik

Inhaltsverzeichnis

Über die AutorInnen

Udo Baer, Jg. 1949, Heilpraktiker für Psychotherapie, Dipl. Pädagoge, Bewegungstherapeut, Kreativer Leibtherapeut, ist Leiter der Zukunftswerkstatt Tanz, Musik, Gestaltung, die er auch mitbegründete. Er arbeitet seit vielen Jahren in seiner therapeutischen Praxis. Zahlreiche Veröffentlichungen.
udobaer@t-online.de

Waltraud Barnowski-Geiser, Jg. 1958, Musiktherapeutin, Kreative Gestalt- und Leibtherapeutin, Heilpraktikerin für Psychotherapie, arbeitet heute als Schultherapeutin und Beratungslehrerin in einer Gesamtschule, ist Supervisorin und Lehrtherapeutin in freier Praxis und leitet an der Zukunftswerkstatt Tanz, Musik, Gestaltung Ausbildungsgruppen im Bereich Musiksoziotherapie/Kreative Kinder- und Jungendlichentherapie sowie Fortbildungen im Semnos-Konzept.
Barnowski-Geiser@nvvonline.de

Vorwort

Von TeilnehmerInnen der Semnos-Seminare höre ich immer wieder, wie gut ihnen persönlich und professionell der leibtherapeutische Ansatz zum Thema „ADS/ADHS" und „Hyperaktivität" getan hat. Deshalb bin ich sicher, dass auch die hier vorliegende schriftliche Erläuterung dieser Methoden und Modelle auf großes Interesse stoßen wird.

Im ersten Beitrag unternimmt Udo Baer eine auf- und anregende Analyse, wie hyperaktive Kinder sich und die Welt erleben, und leitet daraus als grundlegende Konsequenz das Semnos-Konzept der Arbeit mit diesen Kindern ab. Waltraut Barnowski-Geiser beschreibt in dem darauf folgenden Artikel die (Er-) lebensbedingungen hyperaktiver Kinder an der Schule und ihre Arbeit mit ihnen. Dass und wie Musiktherapie diesen Kindern helfen kann, wird sowohl hier als auch in ihrem zweiten Beitrag anschaulich und lebendig. Es folgen einige kleine ergänzende Anregungen von Udo Baer zur gestaltungs- und bewegungstherapeutischen Arbeit mit hyperaktiven Kindern. Der Schlussbeitrag „InfoKompakt" enthält, was er verspricht: kompakte Informationen über ADS/ADHS, seine Verbreitung, Ritalin usw.

Zwei Aspekte sind mir beim Lesen der Beiträge vor allem aufgefallen. Der erste ist: Die sogenannten „hyperaktiven" Kinder sind mir in ihrem Erleben nicht fremd. Auch wenn ich mir nicht anmaßen möchte, das Ausmaß der Probleme hyperaktiver Kinder zu vergleichen oder zu beurteilen, so ist mir dennoch das Grundgefühl der Unruhe und des Getriebenseins gepaart mit der Sehnsucht nach innerer Ruhe und Frieden, wie vielen KlientInnen meiner therapeutischen Praxis, vertraut. Und Ähnliches berichteten mir auch mehrere TeilnehmerInnen der Semnos-Seminare: In Kindern, die oder deren Verhalten ihnen erst fremd erschien, erkannten sie sich zumindest in einigen, manchmal grundlegenden Aspekten wieder.

Das schuf die Voraussetzung, bei den Kindern „anzudocken", wie die AutorInnen es nennen, eine innere Verbindung herzustellen, die erst Veränderung und Heilung möglich macht.

Der zweite Aspekt ist die Würde, mit der den Kindern begegnet wird, das Bemühen, die Kinder in ihrer besonderen Erlebenswelt zu würdigen. Eine solche Haltung der Würde tut Not – das weiß ich, auch wenn ich selbst nicht mit hyperaktiven Kindern arbeite. Sie tut Not gegenüber diesen Kindern und gegenüber allen Menschen, die leiden. Um würdigen zu können, muss man ernsthaft hinschauen und hinhören, muss man sich auf die leidenden Menschen einlassen, muss man sich von ihnen berühren lassen. Dann können Konzepte wie diese entstehen, die Wege aus der Hilflosigkeit weisen.

Gabriele Frick-Baer

Semnos – ein Hilfe-Konzept, das hyperaktive Kinder würdigt

Udo Baer

0   Vorbemerkung

Semnos bedeutet im Altgriechischen: Würde, Respekt. Unser zentrales Anliegen besteht darin, Kinder, die mit ADS/ADHS diagnostiziert wurden und darunter leiden, in ihrer Not und in ihren Fähigkeiten zu würdigen. Wir respektieren ebenso das Leiden und die Not der Erziehenden. Wir arbeiten mit den Kindern (und den Erziehenden), indem wir Würde achten und unterstützen und jede Klientin, jeden Klienten in ihrer individuellen Besonderheit respektieren. All dies zusammen hat uns bewogen, das Konzept, das wir für die Arbeit mit Kindern mit der Diagnose ADS/ADHS entwickelt haben, „Semnos" zu nennen.

Theoretische Grundlage für Semnos ist die Kreative Leibtherapie (Baer 1999, Baer/Frick-Baer 2002, 2004). Praktische Grundlagen sind die langjährigen und vielfältigen Erfahrungen von DozentInnen der Zukunftswerkstatt Tanz, Musik, Gestaltung sowie zahlreicher Tanz-, Musik- und GestaltungstherapeutInnen, die unsere Ausbildungen absolviert haben und mit Kindern und Jugendlichen einschließlich solchen mit ADS/ADHS-Erkrankungen arbeiten. Seit 2004 bietet die Zukunftswerkstatt Tanz, Musik, Gestaltung Fortbildungsseminare und Inhouse-Schulungen im Semnos-Konzept an.

Wir wissen, dass unter dem Sammelnamen „ADS/ADHS" nicht nur Kinder mit sogenanntem hyperaktivem Verhalten gemeint sind, sondern auch solche mit eher stillen Formen der „Aufmerksamkeitsstörung". Letzteren werden wir an anderer Stelle Aufmerksamkeit schenken. Hier geht es uns vor allem Kinder, die sich als hyperaktiv erleben und von anderen so erlebt werden.

1 Gegen Stigmatisierung – für die Würdigung des Leidens

„Ich bin falsch", antwortete ein achtjähriger Junge auf meine Frage zu Beginn der Therapie, warum er hier sei. Ich bin falsch – das ist die Grundüberzeugung vieler Kinder. „Ich bin bekloppt, weil ich immer so durchdrehe." „Mich hält ja eh keiner aus." „Ich mache meinen Eltern nur Stress." Solche Selbstabwertungen hören wir in den ersten Begegnungen mit hyperaktiven Kindern. Die innere Unruhe, das Getriebensein, das Anecken, all das, was gemeinhin mit Hyperaktivität bezeichnet wird, beinhaltet immer auch eine soziale Bewertung. Die betroffenen Kinder erfahren, dass sie nicht aushaltbar sind, dass sie stören, dass sie Defizite haben, dass sie im gegebenen Kontext der Schule, des Kindergartens, der Familie „falsch" sind – also werten sie sich selbst als falsch, als störend, als unaushaltbar ab. Aus dem zu bemäkelnden Verhalten wird ein Makel (= Stigma), die Stigmatisierung führt zur Selbst-Stigmatisierung.

Wenn dann das Stigma noch einen Namen bekommt, ADS oder ADHS, sind viele Eltern zuerst einmal erleichtert, dass sie „wissen, was los ist". Eine Mutter sagte: „Eine regelrechte *Erleichterung* war es für uns zu erfahren, dass die *Verhaltensweise* unseres Joachim *krankhaft* ist und er medikamentös behandelt werden kann. Uns wurde endlich das schlechte Gewissen genommen, versagt zu haben. Nicht wir, sondern die Hyperaktivität, die Krankheit unseres Kindes, war Ursache unserer Lage." (Voss 2000, S.22) Oft hält diese Erleichterung nicht lange an, denn das Wissen ist nur ein scheinbares und die Selbstabwertung schwindet nicht dadurch, dass sie nun einen Namen hat. Das Leiden bleibt. Auf Dauer kann die Stigmatisierung sogar noch wachsen, da nun das „Defizit", der ADS/ADHS-Stempel aktenkundig ist.

Hyperaktive Kinder fühlen sich hilflos, ebenso fast alle Eltern, die meisten Lehrerinnen und Lehrer, Erzieherinnen und Erzieher. Hilflosigkeit ist wie die Selbstabwertung der zweite rote Faden, der sich durch die Begegnungen mit hyperaktiven Kindern und derjenigen, die sie begleiten und erziehen, zieht.

Inmitten dieser Hilflosigkeit scheint die Diagnose ADS oder ADHS wie eine Rettung, wie etwas Handfestes, Greifbares. Diese Hilfe, diese ersehnte Sicherheit ist nur vermeintlich. Was sagt denn die Diagnose ADS bzw. ADHS aus? Doch nicht mehr, als dass das betreffende Kind unruhiger als der Durchschnitt der Kinder ist, unkonzentrierter und aktiver, als es den Normen und üblichen Erwartungen entspricht. Man kann dies in Skalen und Tests packen und mathematisch auswerten, ihr Kern besteht darin, dass Abweichungen vom Durchschnitt festgestellt werden oder von dem, was die Begründer der Tests als „normal" definiert haben. Über das Leid der Kinder und ihrer Umgebung sagen diese Testergebnisse genauso wenig aus wie über die individuellen Besonderheiten und Umstände dieses Leidens. Um das Leid geht es uns aber als TherapeutInnen und als Erziehende. Wir müssen die Besonderheiten eines jeden Kindes, die Besonderheiten seiner sozialen Lebensumstände ins Blickfeld nehmen, um diesem Kind (und seiner Umgebung) helfen zu können. Nur das kann ein Weg aus der Hilflosigkeit sein. Die diagnostischen Bezeichnungen ADS oder ADHS mögen in manchen Kontexten sinnvoll sein – wir haben allerdings oft beobachtet, dass sie die Hilflosigkeit nicht bewältigen, sondern die Stigmatisierung bei vielen eher verfestigen.

Wenn eine solche Krankheit wie ADS oder ADHS nun festgestellt wird, ganz offiziell mit ärztlichem Siegel, dann heißt es vielfach: Aha, es gibt hirnorganische Ursachen. Auch dies bewirkt

Entlastung, zumindest zeitweilige. Das Kind ist nicht „schuldig", sondern die hirnorganischen Veränderungen, die Eltern sind nicht „schuldig", auch die ErzieherInnen und LehrerInnen können ja „nichts machen", denn da stimmt etwas nicht im Gehirn. Abgesehen davon, dass es sicherlich nicht das Selbstwertgefühl eines Kindes hebt, wenn ihm attestiert wird, dass im Gehirn „etwas nicht stimmt", sind hirnorganische Veränderungen als Ursache für Hyperaktivität und andere Phänomene, die mit ADS bzw. ADHS in Verbindung gebracht werden, nicht erwiesen, auch wenn dies fälschlicherweise immer wieder behauptet wird. Das Gehirn ist nicht statisch, sondern ein äußerst komplexer und beweglicher Prozess. Beim Lesen dieses Artikels, beim liebevollen Blick auf den Partner oder die Partnerin, bei der Erregung während des Betrachtens eines Fußballspiels oder eines Films – immer verändert sich das Gehirn. Würde man Gehirnmessungen bei Männern während des Betrachtens eines Fußballländerspiels vornehmen, wären sicherlich andere Ergebnisse anzutreffen als bei Männern bei der Gartenarbeit oder beim Zeitungslesen. Daraus abzuleiten, dass die Erregung der Männer beim Fußballländerspiel hirnorganische Ursachen hat, ist offensichtlicher Unsinn. Solche Studien unternimmt niemand und veröffentlicht niemand (dies würde sich ändern, wenn es ein Medikament gäbe, das Männer während des Fußballschauens ruhig hält …). Kinder mit dauerhaften hohen Erregungszuständen *müssen* bei genauen Untersuchungen des Gehirns andere Ergebnisse vorweisen als andere Kinder. So ist die Funktionsweise des Gehirns, das wissen alle Neurowissenschaftler. Daraus eine Ursachenbehauptung abzuleiten, ist eine unzulässige Simplifizierung komplexer Wechselwirkungen. Die Untersuchung der neurobiologischen Gehirnprozesse ist notwendig. Sie muss aber Wechselwirkungen im Blick haben und darf nicht vorschnell Teilergebnisse zu Kausalbehauptungen verallgemeinern, die in weiteren Forschungen nicht zu halten sind. Dies geschah in den letzten 20, 30 Jahren häufig. Der Hinweis auf hirnorganische Veränderungen hat eine abstruse Geschichte (siehe InfoKompakt in diesem Buch).

Wir bemühen uns um Wege aus der Hilflosigkeit und wollen dabei jede Verschärfung der Stigmatisierung vermeiden. Wir verwenden deshalb in unseren Therapien nicht die Bezeichnung „ADS-Kinder" oder „ADHS-Kinder". Wir reden eher von unruhigen oder hyperaktiven Kindern – und legen Wert darauf, mit dem Begriff „hyperaktive Kinder" lediglich eine Kurzformel zu gebrauchen. Unserer Haltung eher würde die differenzierende Formulierung „hochaktiv erlebte und sich erlebende Kinder" entsprechen, die aber im Sprachgebrauch zu fremd und holprig wäre. Wir legen Wert darauf zu wissen, dass auch diese Kinder nicht *nur* unruhig oder hyperaktiv sind, sondern vielfältige andere Eigenschaften haben. Mit der Wortwahl wollen wir der Stigmatisierung und Selbstabwertung entgegenwirken und vor allem wollen wir uns mit der Bezeichnung „ADS" oder „ADHS" nicht zufrieden geben. Ob jemand in seiner Aufmerksamkeitsfähigkeit vom Durchschnitt der Kinder abweicht oder nicht, ob jemand ruhiger oder unruhiger als andere ist, aktiver oder weniger aktiv, ist für sich genommen noch kein Problem. Früher tobten sich solche Kinder in den Wiesen und Wäldern aus. Betrachtet man die Kinderliteratur von Tom Sawyer und Huckleberry Finn bis zu den Kindern, die Astrid Lindgren so wunderbar beschrieben hat, so würden viele als „ADS-Kinder" oder „ADHS-Kinder" eingestuft werden. Entscheidend ist nicht die Aufmerksamkeitsfähigkeit, entscheidend ist nicht das Ausmaß der Aktivität oder Hyperaktivität, entscheidend ist das Leiden der Kinder und der sie umgebenden Menschen. Dieses Leiden zu würdigen, darum geht es, das ist der Grund, warum wir ihnen therapeutisch helfen wollen.

Das Leiden hat eine vertrackte Eigenschaft: es passt nicht in Statistiken, es erscheint nicht auf dem Röntgenschirm oder EEG, es ist sperrig gegenüber Fragebögen. Das Leiden ist subjektiv und individuell und entzieht sich weitgehend einer Wissenschaft, die vor allem auf statistische Durchschnittswerte bzw. Abweichungen und auf Technologie setzt. Wir haben nichts grundsätzlich gegen Statistik; sie gibt in vielen Fällen hilfreiche Hinweise. Wir haben erst recht keine grundsätzlichen Einwendungen gegen die Nutzung der Technologie in Medizin und Therapie, die zahlreichen Menschen Leben rettet und viel Leid vermindern kann. Doch um das subjektive Leiden der hyperaktiven Kinder und der sie Umgebenden zu erfassen, brauchen wir andere Zugänge, die nicht auf die Verallgemeinerung und das Vergleichen abzielen, sondern auf die Herausarbeitung der individuellen Lebensumstände. In unserer Diagnostik geht es uns nicht um die Pathologisierung, also die Zuordnung in ein allgemeingültig definiertes Krankheitsbild anhand vorgegebener Listen von Symptomen, sondern um die individuelle Würdigung, wie hyperaktive Kinder sich und die Welt erleben.

2 Gegen Pathologisierung – würdigen, wie hyperaktive Kinder sich und ihre Welt erleben

2.1 Leibtherapeutische Diagnostik

Wenn aus Uwe und Tanja „ADS-Kinder" werden, werden sie auf dieses Krankheitsbild reduziert. Um dieser Gefahr entgegenzuwirken, bevorzugen wir einen anderen Ansatz der Diagnostik, den wir leibtherapeutische Diagnostik nennen. Wir wollen die Kinder, die wir als hyperaktive oder unruhige Kinder bezeichnen, darin betrachten, wie sie sich und ihre Welt erleben. Dies schließt ihre Fähigkeiten und Potentiale genauso ein wie ihre Schwierigkeiten und ihr Leiden – die Kinder dürfen auf keinen Fall nur auf Auffälligkeiten, Störungen oder Defizite reduziert werden.

Der Begriff „Leib" in der Bezeichnung „leibtherapeutische Diagnostik" ist die philosophische Bezeichnung für den erlebenden Menschen. Der Wortstamm „lib" bzw. „leb" des Wortes „Leib" ist auch in „Leben" und „lebendig" enthalten. Die leibtherapeutische Diagnostik stützt sich auf Begriffe, die in der Leibphilosophie und

Leibtherapie entwickelt wurden (s. a. Baer/Frick-Baer 2001, Fuchs 2001, 2002). Für die leibtherapeutische Diagnostik ist von zentraler Bedeutung:

- Wir nutzen bestimmte Begriffe, um das Erleben der betroffenen Kinder zu beschreiben. Dies soll helfen zu verstehen, was die Kinder bewegt. Wir werden im Folgenden einige dieser Begriffe vorstellen, sie sollen dazu beitragen, die einzelnen Kinder konkret zu betrachten, also zu diagnostizieren, wobei wahrscheinlich nicht alle Begriffe für jedes einzelne Kind von Bedeutung sind.

- Leibtherapeutische Diagnostik fragt nicht nach Ursachen, sondern nach Zusammenhängen. Womit ein zumeist tief greifender Veränderungsprozess des Erlebens eines Kindes begann, ist zweitrangig. Wesentlich ist zuerst einmal, ihn zu verstehen und Zusammenhänge zu begreifen, um daraus sinnvolle Wege der Hilfe zu entwickeln. Die Frage nach der Schuld und Verantwortung ist nicht unwichtig (dazu später), doch sie vernebelt den Blick, wird sie am Anfang des Prozesses in den Vordergrund gestellt.

- Das Leiden eines jeden Kindes, eines jeden Jugendlichen ist individuell unterschiedlich und wird subjektiv verschieden erlebt. Das zeigen all unsere Erfahrungen. Auch wenn es Mühe macht und Zeit kostet: Jedes Kind muss in seinen individuellen Besonderheiten betrachtet und ernst genommen werden. Daraus folgt, dass das, was bei einem Kind hilft, bei anderen noch lange nicht helfen muss, sondern sogar gegenteilige Wirkungen haben kann. Leibtherapeutische Diagnostik kann deshalb keine Schemata entwickeln oder Patentrezepte zur Verfügung stellen, sondern trägt dazu bei, individuelles Verständnis zu entwickeln, um daraus maßgeschneiderte Wege der Veränderung abzuleiten.
- Jede Erkrankung, jedes Leiden hat eine soziale Dimension, auch das Leiden, das mit „ADS/ADHS" bezeichnet wird. In Therapie, Schule, Kindergarten und anderen Situationen begegnen wir hy-

peraktiven Kindern fast immer erst dann, wenn sie schon eine Geschichte sozialer Interaktionen durchlaufen haben. Ihr Verhalten hat Folgen: Sie ecken an, die Erziehenden sind hilflos und verzweifeln, in den Kindern erhöhen sich in der Gegenreaktion wiederum die Unruhe und die Spannung, was bei ihnen und ihrer Umgebung zu noch mehr Hilflosigkeit führt. Diese Kettenreaktionen haben sich zumeist schon eine längere Zeit lang entwickelt, bevor Hilfe gesucht wird. „Fast alle Anamnesen sind Geschichten eines kontinuierlichen Abstiegs vom energiegeladenen Frechdachs zum verstörten Querulanten und es ist sehr zu beklagen, dass dies in der Debatte über das so genannte ADS kaum thematisiert wird." (Köhler 2004. S.234) Wie schon erwähnt, treffen wir in unseren therapeutischen Begegnungen mit hyperaktiven Kindern auf eine Konstante: Die Kinder sind sich sicher, dass sie falsch sind und für die Menschen, die sie lieben, eine Zumutung. Jeder Versuch zu helfen, ja überhaupt auch jeder Versuch im Sinne der leibtherapeutischen Diagnostik Einsichten und Verständnis für das Leiden der Kinder zu gewinnen, muss damit beginnen, einen Weg zu finden, aus dieser Spirale herauszutreten und überhaupt in würdigenden Kontakt mit den Kindern zu treten.

2.2   Unruhe und Erregung

Dem ersten Anschein nach fällt bei hyperaktiven Kindern eine große Unruhe auf. Im Vordergrund der ADS/ADHS-Diagnostik steht allerdings die Aufmerksamkeitsschwäche bzw. das Aufmerksamkeitsdefizit. Wir erleben in unserer therapeutischen Arbeit, dass so genannte „ADS/ADHS-Kinder" sich durchaus über längere Zeit konzentrieren können oder, für sie selbst manchmal überraschend, ihre Aufmerksamkeit über längere Zeit z. B. auf ein bestimmtes Spiel oder ein bestimmtes Musikinstrument lenken können. Auch uns hat dies am Anfang verwundert, doch schnell wurde uns klar, dass es nicht die Aufmerksamkeitsschwierigkeiten sind, die die Kinder umtreiben, sondern ihre innere Unruhe. Alle Leser und Leserinnen, alle Erwachsenen werden es von sich kennen: Wenn sie stark beunruhigt sind, werden sie sich nicht darauf konzentrieren können, einen Deutschaufsatz zu schreiben oder Mathematikaufgaben zu lösen. Sie „tigern" hin und her, sie lenken ihre Aufmerksamkeit einmal hier- oder dorthin und können „nicht lange bei der Sache bleiben". Hyperaktiven Kindern geht es genauso, nur länger und intensiver. Sie werden ein Zappelphilipp.

Was die Kinder beunruhigt, muss individuell erkundet werden. Zuerst einmal muss ihre innere Unruhe ernst genommen werden. Diese Unruhe ist ein Prozess des Erlebens. Man muss danach fragen, womit sie zusammenhängt, was sie hervorruft und aus welchen Quellen sie gespeist wird, anstatt nur einzelne Symptome wie das so genannte „Aufmerksamkeitsdefizit" zu bekämpfen.

Ein Boden und ein Teil der Unruhe ist die Erregung. Auch das Erregen ist eine Qualität des Erlebens, die alle Menschen kennen. Es gibt Phasen und Situationen in unserem Leben, in denen wir uns auf einem höheren Erregungsniveau befinden als in anderen. Unterschiede des Erregungsniveaus oder der Erregungsverläufe sind unabhängig davon, ob die Erregung eher positiv oder negativ erlebt wird. Manche Menschen stehen ständig „unter Dampf", befinden sich also auf einem erhöhten Erregungsniveau, während andere „ruhige Gesellen" eher auf einem niedrigen Erregungsniveau leben. Auch unterschiedliche Erregungsverläufe können wir beobachten: Bei manchen Menschen oder unter manchen Gegebenheiten bleiben Erregungen stetig auf einem bestimmten Niveau, in anderen Situationen steigen sie an oder brechen abrupt ab. Manche Menschen neigen zu abrupten Wechseln („himmelhoch jauchzend und zu Tode betrübt") oder eher zu gleichbleibenden bzw. wellenförmig verlaufenden Veränderungen.

Die Unruhe fast aller hyperaktiven Kinder, mit denen wir gearbeitet haben, ist von einem hohen Erregungsniveau gekennzeichnet. Manche Kinder sperren dieses hohe Erregungsniveau gleichsam ein und werden dann nicht als hyperaktive Kinder (ADHS), sondern eher als stille Kinder (u. a. ADS) bezeichnet. Bei den hyperaktiven Kindern, mit denen wir uns hier in erster Linie beschäftigen, sprudelt die Erregung zumeist über. Viele können schlecht einschlafen („herunterfahren") und wachen entsprechend schwer wieder auf. Viele wissen nicht, „wohin mit ihrer Energie", sind „geladen" usw. Neben dem stetig erhöhten Erregungsniveau beobachten wir eine Neigung zu abrupten Wechseln. Auch die oft beklagte mangelnde Impulskontrolle ist Ausdruck des dauerhaft hohen Erregungsniveaus. Einem dampfenden Kochtopf kann man schwerlich „Impulskontrolle" beibringen, deswegen wird man seine Energiezufuhr verringern. Bei Kindern geht das nicht so einfach wie bei Kochtöpfen. Doch das Bemühen sollte in die gleiche Richtung zielen: Was lässt die Energie so sehr ansteigen? Wie können wir Kindern helfen, mit ihr „fertig zu werden", sie ohne Leiden auszuleben, sie zu reduzieren. Wenn wir hyperaktive Kinder fragen, wonach sie sich sehnen, erhalten wir als erstes die Antwort: „Weiß nicht." Im zweiten Schritt hören wir dann: „Nach Ruhe."

Die Bedeutung der Erregungsverläufe für die Entwicklung eines Menschen hat die Säuglingsforschung herausgefunden. Daniel Stern beschreibt in seiner bahnbrechenden Zusammenfassung der Ergebnisse moderner Säuglingsforschung „Vitalitätsaffekte", in die der Säugling „ganz und gar eintaucht" (Stern 1992, S. 84). Mit diesen Vitalitätsaffekten bezeichnet er vor allem Erregungsverläufe, die uns besonders ausgeprägt in jedem Erleben hyperaktiver Kinder begegnen. Das Grundniveau der Erregung und die Erregungsverläufe sind die ersten Muster des Erlebens, die sich bei Säuglingen bilden, lange bevor sich konkrete Handlungen und differenzierte Gefühle ausbilden. Sie sind auch im weiteren Verlauf des Lebens grundlegend für die Art und Weise, wie Menschen sich und ihre Welt erleben. „Die meisten Erregungskonturen nehmen wir Menschen kaum wahr, zumindest leiden wir nicht an ihnen. Sie gehören zu uns und wir haben sie in unser Leben und Erleben integriert. Doch manchmal wiederholen sich Erregungsverläufe und verfestigen sich so sehr, dass Menschen sie nicht abstellen oder irgendwie verändern können, so sehr sie dies auch wollen. Wir sprechen dann begrifflich genauer von Erregungskonturen." (Baer/ Frick-Baer 2004, S. 123) Jede therapeutische und pädagogische Hilfe für Kinder, die an und in ihren Erregungskonturen leiden, muss diese ernst nehmen und berücksichtigen (s. a. Baer 2005a, S.88ff). Anregungen, wie die therapeutische Arbeit mit den Erregungskonturen eines hyperaktiven Kindes aussehen kann, geben die anderen Beiträge dieses Bandes.

2.3 Ungerichtetsein

Das Erleben eines jeden Menschen enthält Richtungen: Ich bin aufrecht und aufrichtig (Richtung nach oben) oder möchte mich einmal fallen lassen bzw. festen Boden unter den Füßen spüren (nach unten); es geht voran bzw. zieht mich zu jemanden hin (nach vorne) oder ich lehne mich an, werde zurückgehalten, erfahre Rückendeckung oder man fällt mir in den Rücken (nach hinten) usw. Unser Leben und Erleben ist gerichtet, einmal hierhin, einmal dorthin, mal mehr, mal weniger ausgeprägt. Die Besonderheit bei hyperaktiven Kindern besteht nicht darin, dass sie eher zu der einen oder anderen Richtung hin tendieren, sondern darin, dass ihre Fähigkeit des Gerichtetseins reduziert ist. Diesen Zustand kennen die meisten Menschen in bestimmten Situationen. Fast jeder Mensch gerät in Phasen, wo er nicht weiß, „wo es lang geht". Solche Situationen sind in der Regel Übergangsphasen, in denen sich etwas klärt und eine neue Form des Gerichtetseins in den Vordergrund tritt. Im Erleben hyperaktiver Kinder scheint sich das Ungerichtetsein zu chronifizieren. Die mangelnde Fähigkeit, aufmerksam zu sein und sich konzentrieren zu können, ist nur eine Folge dieses Erlebens.

Kinder und Erwachsene beschreiben Zustände des Ungerichtetseins als Leiden:

- „Mir war, als ich hätte ich einen Aufziehdrehknopf an meinem Rücken."
- „Ich wurde innerlich immer schneller und bin schließlich verloren gegangen."
- „Das war langweilig, ich hatte Watte im Hirn, ich habe nicht gedacht."
- „Ich war furchtbar erschöpft und gleichzeitig aufgedreht."
- „Ich fühle mich eingesperrt."

Im Ungerichtetsein verbunden mit der inneren Unruhe und einem hohen Erregungsniveau zeigt sich auch eine kulturelle Zeittendenz, die weite Bereiche der Gesellschaft erfasst. Immer mehr Menschen werden und fühlen sich im Zeitalter der Globalisierung und Post-Moderne getrieben, müssen immer häufiger und intensiver zur Verfügung stehen, ihre Lebensarbeitszeit wird immer schneller verbraucht, viele spüren „einen Aufziehdrehknopf" an ihrem Rücken. Auch Kinder leiden unter dem Verlust der Langsamkeit, sie erfahren das Getriebensein vieler ihrer Eltern. Die Computerspiele werden immer schneller. Die Videoclips bei MTV ebenso wie die Filme werden in Abständen von zwei, drei, manchmal noch weniger Sekunden geschnitten, das Gehirn hat gar nicht mehr die Zeit, sich mit seiner Aufmerksamkeit „auszurichten".

Auch das Spielen der Kinder verändert sich und entfernt sich vom Greifen, einer frühen Bewegung des Erlebens von grundsätzlicher Bedeutung für die Entwicklung des Kindes. Beim Greifen lernen Kinder sich auf Objekte oder Menschen hin auszurichten, üben sie das Gerichtetsein. Wenn ein Kleinkind nach einer glänzenden Vase greifen möchte, mag dies bei der Mutter Besorgnis hervorrufen und für die Vase gefährlich sein. Das Kind übt über das Greifen das Be-Greifen und das Ausrichten: Das Interesse richtet sich auf die Vase, der Körper richtet sich danach aus, Hand und Arm strecken sich zur Vase hin. Das Kind bewegt sich zur Vase hin, die gesamte Aufmerksamkeit, das gesamte Erleben richtet sich voller Neugier, Staunen, Interesse und Lust auf das gewünschte Objekt aus ... Auch beim Erklettern eines Baumes greifen Menschen nach Ästen, bei allen handwerklich-sinnlichen Tätigkeiten, beim Sammeln von alten Knöpfen und bunten Steinen, beim Schnitzen eines Stockes oder eines Holzschwertes, ebenso beim Stricken und Backen. Solche sinnlichen Erfahrungen des Gerichtetseins schwinden für die Kinder unserer Zeit immer mehr, die Puppenstube wird durch die SIMS (ein Computerspiel, das Familien- und sonstiges Leben simuliert) ersetzt, das Streifen durch die Natur durch das Begehen der virtuellen Computerwelten, die Raufereien durch die Abenteuer von Super Mario, das Walken eines Teiges durch das Drücken der Funktionstaste der Mikrowelle. Insofern sind Kinder, die sich als hocherregt, unruhig und ungerichtet erleben eigentlich „in guter Gesellschaft". Der Boden für ADS/ADHS ist gesellschaftlich bereitet. Nichtsdestoweniger gilt es, für jedes einzelne Kind die individuellen Zusammenhänge und Faktoren seines Erlebens zu erkunden.

In der Therapie und im Alltag erfahren wir immer wieder: Wer nicht greifen darf oder greifen lernt, dem ist es ungewohnt, ergriffen zu werden. Greifen trainiert den eigenen Standpunkt. Die Welt über das Greifen sinnlich zu spüren, sortiert die Welt. Das Greifen, das sinnliche Spüren entwickelt und festigt die Haltung, die ein Mensch in der Welt und zu der Welt einnehmen kann. Wenn Kinder nicht oder zu wenig greifen können, wird dies folglich Ungerichtetsein herbeiführen oder verstärken.

2.4   Im Diffusen

Das Befinden eines Menschen beschreibt den leiblichen Gesamtzustand, das grundlegende Erleben eines Menschen. In der Regel ist es nicht starr, sondern bewegt sich zwischen verschiedenen Polen hin und her, z. B. zwischen ruhig und unruhig, angespannt und gelöst, lebendig und unlebendig. Wir reden deshalb von konstitutiven, d.h. die Grundverfassung eines Menschen betreffenden Leibbewegungen. Das Befinden der hyperaktiven Kinder ist vor allem durch Diffusität geprägt. „Alles ist im Nebel." „Ich bin wie in einem Tunnel." „Irgendwie ist alles verschwommen." So oder so ähnlich beschreiben Menschen mit ADS/ADHS ihr Befinden. Stürzen nun mehrere Reize auf sie ein, verstärkt sich der Nebel noch mehr und reagieren sie mit abrupten Ausbrüchen, mit „Ausklinken" und Aggressivität.

Auch das diffuse Befinden ist keine Besonderheit der Kinder, die unter ADS/ADHS leiden, sondern ein Bestandteil des Erlebens jedes Menschen. Ähnlich wie beim Ungerichtetsein kennen alle Menschen Phasen des „Durcheinander", der Verwirrung, des „Nebels". Auch hier besteht die Besonderheit des Erlebens der hyperaktiven Kinder darin, dass das diffuse Befinden sehr stark ausgeprägt ist und sich oft chronifiziert hat.

Das Gegenteil des diffusen Erlebens ist die Klarheit, die Prägnanz. Sie beinhaltet ein Gerichtetsein, die Fähigkeit, dass sich ein Interesse eindeutig auf Ziele bzw. Objekte oder Menschen richten kann. Beide Aspekte bedingen und verstärken sich: Mangelndes Gerichtetsein führt dazu, dass Menschen sich eher diffus fühlen. Umgekehrt ist es aus dem diffusen Erleben heraus schwierig, Interesse, Verhalten und Handeln eindeutig auszurichten. Viele Menschen macht diffuses Befinden unruhig; es führt bei ihnen zu einer erhöhten Grunderregung.

Wenn wir Erwachsene (Eltern, LehrerInnen, ErzieherInnen) gefragt haben, was ihnen geholfen hat, als sie in ihrem Leben im Diffusen, im Durcheinander, im Nebel festgesteckt hatten, erhielten wir unterschiedliche Antworten, z. B.:
- „Die Unterstützung eines anderen – als Hilfe, um aus der Erstarrung zu kommen."

- „Irgendetwas, was Halt gibt."
- „Tief atmen, da ich im Diffusen immer den Atem anhalte."
- „Abschalten."
- „Weniger Reize, weniger Impulse, mich konzentrieren auf Weniges."
- „Mich eine Weile zurückziehen und verstecken und von gar nichts mehr etwas wissen wollen und dann wieder hervorkriechen."
- „Meine Traurigkeit zulassen; ich bin dann immer im Nebel, wenn ich etwas zurücklassen muss, was ich nicht zurücklassen will."

Solche Äußerungen zeigen zweierlei: Diese Erfahrungen können erstens Hinweise darauf geben, was Kinder, die im Diffusen dauerhaft oder längere Zeit feststecken, brauchen, um anders als mit Hyperaktivität reagieren zu müssen. Und zweitens zeigen diese Äußerungen auch, dass es nicht „den Königsweg" gibt, sondern dass für jeden Menschen, ganz gleich ob Erwachsener oder Kind, der individuell passende Weg aus dem Diffusen gefunden werden muss.

Diffuses Erleben hindert daran, eine eindeutige Richtung einzuschlagen, im Denken, Fühlen wie im Handeln. Und umgekehrt: Ungerichtetsein schafft Verwirrung, produziert Nebel, verstärkt diffuses Erleben. Das Diffuse kann in Verbindung mit dem Ungerichtetsein eine Funktion haben, also zumindest ursprünglich sinnvoll gewesen sein, um in der Welt zurecht zu kommen. Darauf deuten zahlreiche Äußerungen hin. Beispielsweise berichten manche Menschen, in diesem Zustand ginge ihr Körpergefühl verloren, oder andere sagen, sie würden im Diffusen „nichts mehr mitbekommen". Dabei wird das Diffuse oft als vorteilhaft beschrieben: „Gut, um sich wegzubeamen." In der Einzeltherapie mit Kindern bestätigen unsere Erfahrungen, dass für manche Kinder diese Erlebensqualität die Funktion haben kann, sich gegen Unaushaltbares zu betäuben, ein großes Leiden gegen ein für sie kleineres einzutauschen.

2.5 Durchlässigkeit, Filterschwäche, Hochsensibilität

„In mir ist alles auf einmal", sagte ein hyperaktives Kind. Viele Beobachtungen und Äußerungen sprechen dafür, dass hyperaktive Kinder in besonderer Weise durchlässig gegenüber den Reizen ihrer Umwelt sind. Wenn zuviel in einen Menschen hineinströmt,
- kann er nicht mehr zwischen Wichtigem und Unwichtigem unterscheiden, sich also nicht mehr in seiner Aufmerksamkeit konzentrieren und ausrichten;
- steigt die innere Unruhe, erhöht sich die Spannung;
- wächst die Erregung, da er nicht mehr genügend „los wird";
- verwischen die Konturen zwischen Innen und Außen, wird das Erleben nebelig und diffus.

Die erhöhte Durchlässigkeit der Kinder mit ADS/ADHS hat verschiedene Aspekte.

Der erste Aspekt betrifft die Hirnfunktion. Würden wir Menschen alle Signale, Reize und Eindrücke unserer Umwelt aufnehmen, wären wir in kürzester Zeit überfordert und würden psychisch zusammenbrechen. Es gibt deshalb Hirnregionen, die dazu da sind, die Wahrnehmungsimpulse auszufiltern, und es gibt wissenschaftliche Untersuchungen, deren Ergebnisse dafür sprechen, dass bei Kindern mit ADS/ADHS die Gehirntätigkeit der für das Filtern zuständigen Regionen geringer ausgeprägt ist als bei anderen Kindern. Die Frage, ob dies ein Grund für die erhöhte Reizdurchlässigkeit ist oder eine Folge von Reizüberflutung oder eine Reaktion darauf, dass das Kind mit bestimmten Wahrnehmungen überfordert ist, ist damit nicht beantwortet.

Das Gehirn entscheidet nicht zufällig, welche Reize aufgenommen werden und welche nicht. Es bedient sich dazu bestimmter Entscheidungskategorien. Die beiden zentralen Entscheidungskategorien basieren auf der Frage, ob eine Information, ein Reiz neu ist und ob er wichtig ist. Bei der Entscheidung, ob neu oder bekannt, greift das Gehirn auf das Gedächtnis zurück. Bei der Entscheidung, ob ein Reiz „wichtig" ist, bedient sich das Gehirn sowohl des Gedächtnisses, vor allem des Gedächtnisses bedrohlicher Situationen, als auch des Limbischen Systems als der Region, die im Gehirn für die Gefühle zuständig ist. Das Filtern und Gewichten von Reizen und Informationen ist also zutiefst mit dem Gefühlsleben eines Menschen verbunden. Es kann gar kein „organisch bedingtes" Aufmerksamkeitsdefizit geben, da es keine nur oder vor allem „organisch bedingte" Aufmerksamkeit gibt, da bei jedem Aufmerken die Gefühle beteiligt sind und äußerst komplexe Prozesse ablaufen, in denen biochemische, emotionale, kognitive, körperlich-funktionale und viele andere Aspekte beteiligt sind.

Um den zweiten Aspekt zu verstehen, müssen wir kurz auf unser Konzept der Bedeutungsräume eingehen (s. Baer/Frick-Baer 2004, S.148 ff). Jeder Mensch hat, wie Leibphilosophie und Leibtherapie herausgearbeitet haben, in sich und um sich herum Räume, die er in sehr individueller Bedeutung erlebt. Jeder wird es kennen, dass ihm jemand nahe ist oder nicht nahe genug. Wenn ein Mensch mit ausgestrecktem Arm sich einmal um sich dreht, wird er ungefähr einen Raum kennzeichnen, den wir als persönlichen Raum bezeichnen. Bei manchen mag er etwas enger sein, bei anderen weiter. Dieser Persönliche Raum ist auch ein Schutzraum. Nicht jeder Mensch, nicht jeder Gegenstand darf diesen Raum betreten, darf sich in diesem Raum aufhalten. Wenn dies dennoch jemand Unerwünschtes tut, ruft es Unbehagen hervor.

Enger und zumeist mit der Grenze des Körpers identisch ist der Intime Raum. Wer diesen Raum „betreten", berühren oder unverkleidet sehen darf, braucht noch mehr Vertrauen, als dies beim Betreten des Persönlichen Raums der Fall ist. Wer die Körpergrenzen verletzt, verletzt die Intimität eines Menschen in besonderer Weise. Jeder Mensch braucht Wahlmöglichkeiten zu entscheiden zu, wer den Intimen Raum betrachten, ihm nahe kommen, ihn berühren kann.

Noch tiefer, im Inneren eines jeden Menschen, gibt es einen zentralen Ort, einen inneren Kern, von dem aus Entscheidungen getroffen und Wege und Richtungen eingeschlagen werden. Wir nennen ihn den „Zentralen Ort".

Es gibt noch weitere Bedeutungsräume wie den Öffentlichen Raum und den Raum der Begegnung, deren Betrachtung an dieser Stelle den Rahmen dieses Beitrags sprengen würde. Zwischen allen genannten Räumen gibt es spürbare Grenzen, Filter, Schutzzonen. Wenn die Grenzen dieser Bedeutungsräume verletzt worden sind, führt dies oft zu einer besonderen Durchlässigkeit und damit Filterschwäche. Kinder und Erwachsene, die sexuelle oder andere Gewalt erfahren mussten, verschließen sich danach manchmal allen Wahrnehmungen oder aber, häufiger, sind äußerst sensibel für alle Reize von außen und streben danach, mögliche Bedrohungen vorzeitig zu erkennen. Nicht jede Filterschwäche ist aber eine Folge von Verletzungen der Grenzen der Bedeutungsräume, sie kann auch mit anderen Erfahrungen in Verbindung stehen.

Ein dritter Aspekt ist die Hochsensibilität. Die Beschaffenheit der Grenzen und Filter ist bei jedem Menschen unterschiedlich, es gibt „dünnhäutige" Menschen und solche mit einem „dicken Fell". Wir beobachten, dass viele hyperaktive Kinder hochsensibel sind.
Eine hohe Empfindlichkeit ist eine Eigenschaft, die an sich weder positiv noch negativ ist. Es kommt darauf an, wie die Menschen mit ihr umgehen und ob die Umwelt sie abwertet oder achtet. Wir verwenden als Fachbegriff die Bezeichnung „Hochsensibilität" – und nicht das manchmal gebräuchliche Wort „Hypersensibilität", in dem durch das „hyper" (= über) ausgedrückt wird, dass etwas, also die Empfindlichkeit oder Empfindsamkeit, „zuviel" ist, also eine Abwertung enthalten ist.

Bei vielen hyperaktiven Kindern gibt es Lebensumstände, die dazu führen, dass sie ihre Sensibilität „trainieren". Wenn ein Kind z. B. keine Rückmeldungen erhält, weiß es nicht, was andere von ihm halten. Es braucht aber den Spiegel, vor den der Eltern, also fährt es seine Antennen aus, um Zeichen zu deuten, Ungesagtes zu hören, Ungezeigtes zu sehen. Ein anderes Kind hat z. B. Angst, dass sich seine Eltern trennen. Die Eltern wollen das Kind schützen, indem sie ihre Konflikte vor dem Kind zu verbergen versuchen. Dies ist vergeblich, das Kind merkt es anhand der Spannungen und lauscht hinter verschlossenen Türen. Gerade wenn es abends im Bett liegt, fährt es seine Antennen aus, macht sich durchlässig gegenüber allen äußeren Reizen, um mitzubekommen, was im Nebenraum geschieht. Solche Erfahrungen wirken wie ein intensives Training der Empfindsamkeit und entwickeln und verstärken die hohe Sensibilität. Auch ein Klima hoher Erregung um einen Säugling oder ein kleines Kind herum kann dieses dran hindern, Filtergrenzen auf- bzw. auszubauen. Hohe Erregungsniveaus haben die Tendenz, „anzustecken" und sich in andere Menschen hinein auszubreiten.

Die Durchlässigkeit, die Filterschwäche, die hohe Sensibilität ist einerseits eine große Fähigkeit, die z. B. Erwachsene, die mit anderen Menschen arbeiten, befähigt, sich in diese einzufühlen, und ihnen hilft, mit ihnen Kontakt aufzunehmen. Andererseits leiden Kinder und Erwachsene darunter. Oft wird die Hochsensibilität abgewertet („sei nicht so empfindlich"), so dass Kinder (und häufig auch Eltern) sich ihrer schämen. Sie versuchen dann, sie zu bekämpfen, was vergeblich ist, denn sie tendiert dazu, wenn sie erst einmal austrainiert ist, sich nicht oder kaum zurückbilden zu können. Das Leiden der hochsensiblen Kinder ist abhängig von der Bewertung, die ihrer Durchlässigkeit entgegengebracht wird, und von den Bedingungen, unter denen diese Kinder leben. Kinder mit hoher Sensibilität brauchen andere Bedingungen als solche mit „dickem Fell". Erhalten sie diese nicht, werden sie überfordert und sind schutzlos allem um sie herum ausgeliefert, was, wie beschrieben, Unruhe, Erregung, Diffusität und Ungerichtetsein verstärkt.

3 Gegen Umerziehung – die Würdigung des Subtextes der Hyperaktivität

3.1 Subtext

Wir wollen hyperaktive Kinder nicht umerziehen, wir wollen ihnen und ihrer Umgebung helfen, Wege aus dem Leiden zu finden und sie auf diesen Wegen begleiten. Ausgangspunkt ist die Würdigung des Erlebens der Kinder, wie wir es im Kapitel 2 beschrieben haben. Dieses Erleben hat verschiedene Facetten und es bedarf des Blicks auf jedes einzelne Individuum, um sein konkretes Erleben würdigen zu können.

Etwas fällt auf: Auf der einen Seite liegen die beschriebenen Aspekte des Erlebens hyperaktiver Kinder „auf der Hand", sind offensichtliche Erscheinungen (= Phänomene), so dass wir (in Kapitel 2 und in den zahlreichen Beispielen der anderen Beiträge dieses Bandes) eine „phänomenologische Analyse des Erlebens" vorgenommen haben. Und auf der anderen Seite wird der Blick für diese Phänomene oft verdeckt, wird die Aufmerksamkeit für das Erleben der Kinder oft abgelenkt von dem offenkundigen hyperaktiven Verhalten und all den vielen Störungen, die sich aus diesem Verhalten in den Wechselbeziehungen zu Eltern, MitschülerInnen, anderen Erziehenden usw. ergeben. Wer also nur auf die Hyperaktivität sieht, schaut mit zu engem Blick.

Wir dürfen nicht nur auf dem hyperaktiven oder aggressiven Verhalten der Kinder unsere Aufmerksamkeit schenken, sondern müssen uns auf das beziehen, was sich in ihnen abspielt, auf ihr inneres Erleben, auf den „Subtext". Dieser Begriff, den wir für die Beschreibung dieser Haltung nutzen, stammt aus den Literaturwissenschaften. Man analysiert dort Texte daraufhin, ob es gleichsam unterhalb oder innerhalb des geschriebenen Wortes einen zweiten Text gibt, und versucht, dessen Aussage und Bedeutung zu erfassen. In Alltagsdialogen sind solche Subtexte häufig zu hören. Da reden Ehepartner z. B. wortreich über die Regelung von Haushaltsangelegenheiten und sagen sich im Subtext eigentlich, dass sie darüber enttäuscht sind, dass der Partner bzw. die Partnerin nicht mehr Zeit mit ihnen verbringt.

Wir dürfen im Kontakt mit hyperaktiven Kindern nicht nur darauf schauen, dass und wie das Kind „durchknallt", dass es mit seiner Aufmerksamkeit nicht bei dem bleibt, was wir ihm bieten, dass es unruhig hin und her rennt und andere Kinder stört usw. Wer sich nur darauf bezieht, landet beinahe automatisch bei Umerziehungsversuchen, die in allseitiger Hilflosigkeit münden. Wir haben gute Erfahrungen damit gemacht, uns an den Subtexten der jeweiligen Kinder zu orientieren und an ihrer Durchlässigkeit, an ihrem diffusen, ungerichteten Befinden, an dem, *was* sie erregt und beunruhigt. Dies ist noch keine Aussage über unser konkretes Verhalten, jedoch eine Aussage über die Haltung, mit der wir dem jeweiligen Kind zu begegnen versuchen.

Subtexte gibt es so viele, wie es Kinder gibt, wahrscheinlich noch mehr, da ein Kind manchmal mehrere Subtexte haben kann, je nach Situation und Befinden. Der Subtext kann die Hilflosigkeit des Kindes sein, die sich aggressiv entlädt. Der Subtext kann in der Erregung bestehen, deren Quellen es zu identifizieren und trocken zu legen gilt. Der Subtext kann auch als Überforderung durch Filterschwäche auftreten, die nach Schutz schreit. Auch wenn es manchmal so etwas wie einen „Kernsubtext" eines Kindes gibt, gilt es immer, offen zu sein für neue Entdeckungen.

3.2 Wertschätzung

Wir haben schon erwähnt, wie hyperaktive Kinder immer mehr in den Strudel des Versagens geraten. Auch Eltern, LehrerInnen, ErzieherInnen und andere Erziehende fühlen sich als Versager, wie wir in Therapie und Beratung immer wieder hören. „Ich habe als Mutter versagt, ich komme an mein Kind nicht mehr heran." Oder: „In meiner Klasse sind zwei Kinder mit ADS und ich bekomme das einfach nicht geregelt. Ich werde den beiden nicht gerecht und ich kann die anderen nicht vor denen schützen. Mein Unterricht wird immer schlechter, ich bin kein guter Lehrer." Die Erziehenden sind in Not und die Kinder sind in Not – die Selbstabwertung schlägt zu.

Die Erziehenden brauchen dringend *Rückmeldungen*, die ihre Bemühungen wertschätzen, ihr Engagement würdigen und ein konkretes Feedback beinhalten. Dafür sind Supervisionen, Fortbildung und Beratung notwendig.

Die Kinder brauchen Wertschätzung. Sie brauchen positive Rückmeldungen, sie brauchen Licht in dem Dunkel des „Alles, was ich mache, ist falsch." Also ist es notwendig, die Kinder zu loben, wo es Lobenswertes gibt. Natürlich nicht didaktisch aufgesetzt auf Grund des erhobenen Zeigefingers „Sie müssen dem Kind auch einmal etwas Gutes tun!" – das durchschauen die Kinder sofort. Positive Rückmeldungen müssen ehrlich sein. Und sie müssen konkret sein. Der Satz „Du bist ein guter Junge" tut gut, hilfreicher und nachhaltiger ist es allerdings, wenn darüber hinaus konkret gelobt wird, wenn konkret benannt wird, was schätzenswert ist. Wie oft haben wir Eltern, ErzieherInnen oder LehrerInnen gefragt: „Wann haben Sie das Kind zum letzten Mal gelobt?", und wie oft haben wir die – meist erschrockene, oft auch traurige – Antwort gehört: „Das ist so lange her, das weiß ich gar nicht mehr!"

Hyperaktive Kinder benötigen *Umgebungen und Situationen*, in denen sie und ihre Umgebung Wertschätzendes entdecken und entfalten können. Häufig sind dies Situationen, in denen es nicht um Richtig und Falsch geht und in denen der Druck reduziert ist, in denen also Spiel-Räume im wörtlichen und übertragenen Sinn angeboten werden. In der Therapie schaffen wir solche Räume – die Kinder (und wir) sind häufig überrascht, welche schätzenswerten Eigenschaften und Fähigkeiten unter diesen Bedingungen zu Tage treten.

Ferner brauchen hyperaktive Kinder einen *differenzierenden Blick* ihres Gegenübers. Die Kinder, die als „ADS/ADHS-Kinder" bezeichnet und vielfach abgestempelt werden, besitzen Eigenschaften und Fähigkeiten, mit denen sie in dem Kontext, in dem sie leben, anecken, selbst darunter leiden bzw. das Leiden anderer verstärken. In einem anderen Kontext und unter einem anderen Blickwinkel sind viele dieser Eigenschaften besondere Fähigkeiten, die Wertschätzung und Würdigung verdienen. Zum Beispiel:

- Die Kinder haben die Fähigkeit zu einer besonders hohen Aufmerksamkeit, die gleichzeitig alles oder nahezu alles im Blick hat. Die so genannte „Aufmerksamkeitsdefizitstörung" ist eigentlich eine Fähigkeit zu besonders hoher Aufmerksamkeit, nur nicht für das, was andere wünschen, und in der Art und Weise, wie sie von manch anderen gefordert wird. Ein Kinder- und Jugendlichen-Therapeut beschrieb, dass in seiner Praxis ein kleines Papierfitzelchen an dem Ventilator unter der Decke hing. Alle hyperaktiven Kinder bemerkten dies und sprachen ihn darauf an – alle anderen Kinder nicht (Freed 2001, S.72). Ein amerikanischer Autor, der selbst unter so genanntem ADS/ADHS litt, unterscheidet zwischen „Jägern" und „Bauern". Menschen vom Bauern-Typus besitzen nach seiner Beschreibung all die Fähigkeiten, die von Kindern gesellschaftlich gewünscht sind: Beharrlichkeit, Konzentration, Bereitschaft zu Wiederholungen usw. Die Menschen vom Jäger-Typus besitzen die Fähigkeiten, die heute „ADS/ ADHS-Kindern" zugeschrieben werden: Jäger mussten in der

Vorzeit „immer auf Trab" sein, um Tiere zu verfolgen und Nahrungsmittel heranzuschaffen. Sie mussten mit ihrer Aufmerksamkeit offen und wach sein, alles gleichzeitig im Auge oder im Ohr haben, brauchten erhöhte sensorische Fähigkeiten und viele andere Eigenschaften mehr, die heute hyperaktiven Kindern eigen sind. Er versucht damit zu erklären, dass sich deren Eigenschaften in der menschlichen Vorgeschichte herausgebildet haben und dort lebens-, ja überlebenswichtig für die menschliche Gemeinschaft waren (Hartmann 1997). Ob man seiner Erklärung folgt oder nicht, sei dahingestellt. In jedem Fall ist sie ein interessantes Modell, die Eigenschaften hyperaktiver Kinder als besondere Fähigkeiten zu betrachten.

- Auf Dünnhäutigkeit und hohe Empfindsamkeit sind wir schon eingegangen. Viele Menschen mit dieser Fähigkeit hören: „Sei doch nicht so empfindlich." Diese Eigenschaft bekommt so einen negativen, ja kränkenden Beigeschmack. Wenn wir vorschlagen, das Wort „empfindlich" durch die Bezeichnung „empfindsam" zu ersetzen, kann oft diese Eigenschaft als Fähigkeit neu betrachtet werden, die in zwischenmenschlichen Beziehungen und vielen beruflichen Tätigkeiten, in denen Menschen mit Menschen arbeiten, von großem Nutzen sein kann.

- Viele hyperaktive Kinder verfügen über besondere sensorische Fähigkeiten, d. h. einzelne ihrer Sinne sind besonders stark entwickelt. „Beim Unterricht mit Christian bemerkte ich eines Tages, dass er ein Wort, das ich schrieb, am Geräusch meines Stiftes auf dem Papier erkennen konnte, obwohl er ungefähr vier Meter von mir entfernt saß. Verblüfft fragte ich ihn, ob ihm das auch sonst möglich sei. Christian antwortete: ,Natürlich. Kann das nicht jeder?' Es war ihm nicht klar, dass er ein außergewöhnlich entwickeltes Gehör hatte." (Freed 2001, S.68) Andere Kinder haben eine erhöhte Empfindlichkeit für Licht und können in dem grellen Licht der Schulen oft nicht lernen. Wieder andere verfügen über besonders empfindliche Geschmacks- und Geruchsnerven usw.

- Fast alle Praktikerinnen, die viel und lange mit so genannten hyperaktiven Kindern gearbeitet haben, berichten, dass diese zumeist über ausgeprägte Fähigkeiten verfügen, innere Bilder herzustellen, und vor allem über den visuellen Kanal lernen (Freed, Baltus usw.) Wie kommt es, dass der Vortrag eines Lehrers über die verschiedenen Blattarten bei einem Kind keine Spuren hinterlässt, während das gleiche Kind eine einstündige Fernsehsendung über Dinosaurier minutiös in allen Einzelheiten nacherzählen kann? Dies liegt sicherlich am unterschiedlichen Interesse, bei vielen hyperaktiven Kindern aber auch daran, dass sie vor allem über Bilder lernen, weniger über das auditive System. Es mag sein, dass diese Fähigkeit durch intensives Fernsehen und durch Computerspiele noch verstärkt wird. Wesentlich ist, dass es sich um Fähigkeiten handelt, die, wenn sie gewürdigt und genutzt werden, große Entwicklungspotentiale in sich bergen. Viele Erfahrungen zeigen, dass schulische Defizite so ausgeglichen werden können, indem z. B. mathematische Aufgaben in innere Bilder umgesetzt und dadurch visualisiert werden. Auch Albert Einstein, der viele Merkmale eines so genannten „ADS-Kindes" aufwies und große Schwierigkeiten in der Schule hatte, beschrieb Besonderheiten seines Denkens: „Mein Denken baut auf mehr oder weniger klaren Bildern auf, die bald sichtbar, bald spürbar sind. Die Wörter und Sätze, wie sie geschrieben oder gesprochen werden, scheinen in meinen Denkmechanismen keine Rolle zu spielen." (Einstein 1956, S. 24)

Viele hyperaktive Kinder haben Schwierigkeiten mit dem Lesen. Nicht, weil sie nicht lesen können, sondern weil sie anders lesen als andere. Oft erscheinen die Schwierigkeiten als Probleme beim Vorlesen, vor allem in der Grundschule. Sie lesen zuerst einmal schnell und überfliegen die Seiten, lesen dann, wenn es sie interessiert, noch einmal und noch einmal und füllen dann den

Text. Schnell zu lesen und schnell einen Text zu erfassen, ist eine Fähigkeit, die sie hauptsächlich nutzen werden, wenn sie sich als Kinder und Jugendliche und später in ihrem Leben mit Texten auseinander setzen. Bewertet wird in der Schule, vor allem in der Grundschule, aber häufig das laute Vorlesen, bei dem ihnen Details auf Grund ihres Lesetempos verloren gehen, so dass sie oft große Schwierigkeiten haben.

- Viele hyperaktive Kinder verfügen über die besondere Fähigkeit, aus einzelnen Bruchstücken Zusammenhänge herzustellen und zu extrapolieren. Wie ein Jäger, der aus einem weggerollten Steinchen und einem umgeknickten Zweig schließt, dass ein ermüdetes Tier vorbeigekommen ist, können diese Kinder aus beiläufigen Gesprächsfetzen zweier Erwachsener rekonstruieren, um welches Thema es bei dieser Unterhaltung geht. Diese Fähigkeit, die Umgebung als Ganzes wahrzunehmen und dabei vorhandene Lücken zu schließen, ist ein kreatives Potential, das sich in zahlreichen künstlerischen Ausdrucksmöglichkeiten zeigt. Diese Fähigkeit führt auch zu Äußerungen und Einsichten über ihre Umgebung, mit der uns hyperaktive Kinder in ihrer Klarheit und Weisheit in unseren therapeutischen Begegnungen immer wieder verblüffen und beeindrucken, wie Sie auch den nachfolgenden Artikeln entnehmen können.

- Der Chefarzt der Abteilung für psychotherapeutische Medizin und Psychosomatik, Dr. Eckhard Schiffer, berichtet: „Bemerkenswert erscheint uns jedoch die häufig gemachte Beobachtung, dass gerade die Kinder mit der größten psychomotorischen Unruhe etwa beim Töpfern sofort ein Höchstmaß an Konzentration und Kreativität realisieren können, das man ihnen vom sonstigen Schulalltag nicht zugetraut hätte." (Schiffer/Schiffer 2002, S. 25/26) Daraus folgt: Wir müssen diesen Kindern Rahmenbedingungen und Tätigkeiten anbieten, in denen sie einen Schritt beiseite treten können und etwas tun können, was ihre Wertschätzung und die ihrer Umgebung findet. Kreative Tätigkeiten sind dafür ein weites Feld.

- Brandau, Petris und Kaschnitz nennen folgende Kompetenzbereiche hyperaktiver Kinder:
  - „spontane und ausgeprägte Fürsorglichkeit und Hilfsbereitschaft ausgeprägter Gerechtigkeitssinn
  - große Tier- und Naturliebe
  - hohe Empfänglichkeit auch für periphere Reize
  - guter Orientierungssinn
  - rasche Reaktionsfähigkeit
  - große Fantasie und Kreativität
  - Freude am hartnäckigen Verhandeln
  - Risikofreude und Mut
  - Freude am Herumstreifen, ‚auf Achse sein‘, ‚Wandertrieb‘
  - Vergessen jeglicher zeitlicher Einschränkung angesichts interessanter Herausforderungen
  - Bevorzugung ganzheitlicher und visueller Zugänge.“ (2003, S.79/80)

3.3   Schutzräume

Wenn wir hyperaktiven Kindern im therapeutischen Spiel-Raum die Möglichkeit eröffnen zu tun, was sie gerade wollen, werden 90 Prozent von ihnen über kurz oder lang Schutzhöhlen bauen. Oft hören wir von einem Kind zuerst, dass es nicht weiß, was es will, dass es unruhig und angespannt ist, und wenn wir dann weiter nachfragen, sagt es: „Am liebsten würde ich mich irgendwohin verkriechen.“ Unsere Antwort ist immer: „Dann tu' es jetzt.“ Und diese Kinder tun es, sie bauen Höhlen, sie bauen Schutzräume, sorgfältig und intensiv, mit Decken, Kissen, Matten und allem anderen, was gerade zur Verfügung steht.

Dieses Verhalten ist nicht zu erklären, wenn man die Hyperaktivität aus einer hirnorganisch bedingten Konzentrationsschwäche ableitet. Wenn man aber die leibphänomenologische Analyse zu Grunde legt, die ich vorgestellt habe, dann wird das Bedürfnis, sich in Schutzräume zurückzuziehen, verständlich. Die innere Erregung und Unruhe brauchen Ruhezonen, die Filterschwäche und Hochempfindsamkeit brauchen Puffer um das Kind herum. In der Höhle entsteht zumindest ein Hauch von Geborgenheit, das Gefühl, „keiner hackt mehr auf mir herum", eine Stimmung des Geschütztseins: „Ich muss nicht mehr alles mitbekommen."

Der Rückzug in die Höhle ist auch ein Rückzug in das Alleinsein. Aber hier ist das Alleinsein wohltuend offensichtlich und eindeutig. Im Kontakt mit anderen fühlen sich fast alle hyperaktiven Kinder äußerst einsam, allein mit ihren Schwierigkeiten, allein mit ihrer Überforderung, allein in ihrer Not. Dieses Alleinsein wird mit dem Gefühl der Einsamkeit eingefärbt und es bleibt den meisten anderen verborgen. In der Höhle, im Versteck, im Schutzraum ist das Alleinsein sichtbar, fühlbar, spürbar. Und die Kinder bleiben nicht lange allein. Wir bieten Musikinstrumente an, die Kinder wählen diejenigen, die sie in ihre Schutzhöhle mit hinein nehmen wollen, und dann geschieht etwas, was oft wundersam erklingt: Das Kind lässt in dem Schutzraum Klänge entstehen, der Therapeut oder die Therapeutin antwortet irgendwann mit seinem oder ihrem Musikinstrument und ein Dialog entsteht, ganz anders als die üblichen Dialoge, die das Kind kennt. Vieles klingt an, was sonst unhörbar bleibt und in der Hektik der Hyperaktivität untergeht, vieles kann erklingen, weil sich das Kind geschützt erlebt, weil sein Schutzraum respektiert wird.

Bei kleinen therapeutischen Gruppen mit hyperaktiven Kindern beobachten wir, dass anfangs jedes Kind für sich einen Schutzraum baut, dass dann aber nach kurzer Zeit alle Kinder in einer gemeinsamen Höhle zusammenrücken. Die Filter nach draußen, die Schutzwände ermöglichen eine Art des Kontaktes, eine Art des

Zusammenfindens, der ohne diesen Schutz kaum möglich gewesen wäre.

Aus diesen Erfahrungen leiten wir Empfehlungen ab, die sich auch außerhalb des therapeutischen Settings bewährt haben: Ein hyperaktives Kind braucht einen Raum, in den es „aussteigen" kann, einen Rückzugsraum, in dem es mit nichts mehr etwas „zu tun" hat. Dort sind Kissen, Decken und andere weiche Gegenstände wichtig, die ergriffen werden können (auch das schafft Halt) und mit denen Höhlen gebaut werden können. Schutzräume haben vor allem die Funktion, dass sich Kinder vor dem Vielen, was auf sie eindringt, zurückziehen können, sie sich davor schützen können.

3.4   Andocken

Kontaktaufnahme geht vor Veränderung. Der erste Schritt besteht *immer* darin, sich auf ein hyperaktives Kind einzuschwingen, bei dem Kind „anzudocken". Erst daraus können sich Veränderungen ergeben, können Veränderungen in Angriff genommen werden. Die meisten Erziehenden versuchen zu verändern und zu erziehen, ohne anzudocken, ohne eine Verbindung zum Kind hergestellt zu haben. Das funktioniert nicht, sondern führt zu einem gegenseitigen Hochschaukeln der Hilflosigkeit und letztlich zu Aggressivität.

Die Wege, mit einem hyperaktiven Kind wechselseitigen Kontakt aufzunehmen, der das Kind nicht nur äußerlich, sondern auch innerlich erreicht, sind je nach Persönlichkeit des Kindes und Ausprägung der Hyperaktivität unterschiedlich. Immer braucht das Andocken eine Haltung der offenen Achtsamkeit. Man muss achtsam für das sein, was das Kind anbietet, *und* ebenfalls achtsam für die eigenen Impulse. Und man braucht die innere Offenheit, etwas auszuprobieren, das sich jenseits des Alltäglichen, manchmal außerhalb der Normen befindet, zum Beispiel sich zunächst einmal von der Erregung des Kindes „anstecken" zu lassen und diese in

Tönen oder Bewegungen zum Ausdruck bringen. Nur dann kann der Subtext der Hyperaktivität erfahren und auf ihn eingegangen werden, nur dann kann Raum für Wertschätzung entstehen und kann der Drang des Kindes nach Schutzräumen wahrgenommen und respektiert werden.

Ein weiteres Element muss hinzukommen: Zeit. So wie manche KulturpsychologInnen ADS/ADHS auch als ein kulturelles Phänomen verstehen, als Ergebnis des Verlustes der Langsamkeit in unserer Gesellschaft, so braucht das Andocken an diesen Kindern, das innere und äußere Einschwingen mit ihnen häufig eine Wiederentdeckung der Langsamkeit. Kurz gesagt: Man muss sich Zeit nehmen. Manchmal nur wenige Augenblicke, häufiger Minuten, in therapeutischen Situationen auch Stunden, Wochen, Monate. In dieser Zeit der offenen Achtsamkeit darf das Kind so sein, wie es seinem inneren Erleben entspricht, in seiner Erregung, seinem Ungerichtetsein usw. Nur in einer Situation, in der beide Seiten offen sind und sich Zeit lassen, kann Resonanz entstehen, gemeinsames Schwingen, kann das Kind erreicht werden.

Begegnung mit hyperaktiven Kindern ist häufig nicht möglich als unmittelbare Begegnung. Da die hyperaktiven Kinder sich als sehr durchlässig erleben, brauchen sie häufig etwas zwischen sich und anderen, um Kontakt herzustellen und Begegnung zu ermöglichen. Indirekte Annäherungen sind wichtig. Statt sich z. B. im Tanz oder in der freien Bewegung ihnen gegenüber stellen und ihnen die Augen schauen, ist es oft günstiger, sich seitlich zu den Kindern zu stellen und ihren Bewegungsrhythmus aufzugreifen oder sich über Medien wie Bälle, Tücher, Zeitungspapier, Musikinstrumente usw. zu begegnen.

3.5 Ausdruck

Das, was das Kind im Subtext seiner Äußerungen, in seinem inneren Erleben umtreibt und antreibt, braucht Ausdruck. Alle hyperaktiven Kinder, denen wir begegnet sind, haben zu wenige Ausdrucksmöglichkeiten für das, was sie bewegt. Und dies in mehrfacher Hinsicht:

Ihre innere Unruhe, ihr Bewegungsdrang, ihre Erregung braucht Ausdrucksmöglichkeiten. Diese sind im Rahmen von Schule, Kindergarten und auch in vielen Familien nicht oder zu wenig gegeben. Eine Hilfe können besondere Räume sein, die dies zulassen. Angeboten werden kann ein „Toberaum" oder „Zappelraum", in dem ein Kind zuerst einmal die innere Unruhe ausleben kann. In Kindergärten und Schulen können solche Räume geschaffen werden, zum Teil sogar innerhalb eines abgetrennten Bereiches des Gruppenraums. Kinder, die in einer Schulklasse „durchdrehen", weil all das, was dort auf sie einströmt, zuviel wird, können die Erlaubnis bekommen, wenn dies droht, im Flur auf und ab zu gehen, während die anderen weiterarbeiten. Kindern mit Wutanfällen kann ein Wutraum angeboten werden, in dem sie sich und andere nicht verletzen, sich aber irgendwie abreagieren können.

Eine weitere Hilfe sind Bewegungsmöglichkeiten, Sport oder Tiere, die die Kinder lieben und mit denen sie sich bewegen können. Räume, in denen Kinder ihre Unruhe ausagieren können, können sich innerhalb eines Gebäudes befinden, müssen sich aber nicht darauf beschränken. Winston Churchill merkte, dass er in der Schule nicht klar kam. Er ging zum Direktor und bat ihn um die Erlaubnis, während der Pausen das Schulgebäude verlassen zu dürfen, um einmal um das Gebäude rennen zu können. Er brauche dies, um sich in der Klasse wieder konzentrieren zu können. Die Erlaubnis wurde ihm gewährt, er schaffte die Schule. (Heute wäre er, wenn er Pech gehabt hätte, zum Arzt geschickt worden und hätte wahrscheinlich Ritalin verordnet bekommen.)

In Passolt (1986, S.47) wird aus einem Bericht über ein hyperaktives Kind in einem Kindergarten zitiert: „Tim (der Name wurde

geändert) wurde im August 1990 in unserem Kindergarten aufgenommen. Tim war zu diesem Zeitpunkt 3,10 Jahre alt. Wir arbeite-
ten nach dem herkömmlichen Prinzip, darum war Tim in einer
Gruppe von 25 Kindern. Schon nach kurzer Zeit machten wir folgende Beobachtungen:
- Tim schien sehr unruhig zu sein, lief oft durch den Raum, blieb
  nur für kurze Zeit bei einer Beschäftigung,
- er war sehr ungeduldig, konnte nicht abwarten,
- er warf oft etwas um (Bausteine, Tischspiele),
- er konnte nicht über einen längeren Zeitraum sitzen, zuhören
  und an gemeinsamen Liedern und Spielen teilnehmen (z. B. Stuhl-
  kreis),
- er schien seine Fähigkeiten nicht einschätzen zu können, z. B.
  fuhr er mit dem Fahrrad über den Spielplatz und fuhr dabei gegen einen Baum, die Hauswand oder andere Kinder,
- Tim wurde vom Spiel der anderen Kinder ausgeschlossen (spielte also hauptsächlich allein) mit Bemerkungen wie: ‚Tim macht
  alles kaputt', ‚Tim ist zu wild', ‚Tim ist zu laut'. Wurde etwas umgeworfen oder kaputt gemacht, hieß es: ‚Typisch Tim'.

Nach der Umstellung zum ‚offenen Kindergarten' im Januar 1991
änderte sich das Verhalten folgendermaßen: Tim hielt sich die ersten Wochen nur im Bewegungsraum auf, seine häufigsten Beschäf-
tigungen waren Klettern, Laufen, Springen. Tim wurde immer weniger bei kritischen Situationen (wie z. B. gefährliches Fahrradfah-
ren) beobachtet. Er zeigte stolz, was er sich zutraute, erlebte sich
immer häufiger positiv und wurde wesentlich weniger ermahnt.

Nach ca. 3-4 Monaten intensivem Spiel im Bewegungsraum wurden Kontakte zu anderen Kindern häufiger und intensiver. Zu diesem Zeitpunkt fing Tim an, den Werkbereich für sich zu entdecken, lernte mit Werkzeug umzugehen, hatte eigene Ideen und setzte
diese ausdauernd und fantasievoll um. Andere Kinder ließen sich
Hilfestellungen von ihm geben. Tim hatte dadurch viele Erfolgser-

lebnisse. Nach ca. 6 Monaten war Tim auch im Rollenspiel- oder im Baubereich zu finden.

Tim ist jetzt 5,3 Jahre alt, ist ein sehr aktives, interessiertes Kind, das viele intensive Kontakte zu anderen Kindern hat. Er bewegt sich sicher im gesamten Kindergarten und beteiligt sich ausdauernd an den unterschiedlichsten Angeboten. Wir erleben Tim alle als lebhaftes Kind, würden ihn aber absolut nicht mehr als verhaltensauffällig bezeichnen."

Gemeinsames Bewegen kann auch eine Möglichkeit bzw. sogar Voraussetzung dafür sein, in bestimmten Stadien bei hyperaktiven Kindern anzudocken. Ein Vater erzählte, dass er an seinen Sohn „nie herangekommen" sei und mit ihm „kein vernünftiges Gespräch" führen konnte, bis er mit ihm gemeinsam zu joggen begann: „Dabei plappert er und plappert und ich bekomme vieles von ihm mit, wovon ich keine Ahnung hatte und staune. Und zwischendurch kann er auch mir zuhören. Das war vorher gar nicht möglich."

Hyperaktive Kinder finden manchmal keinen Ausdruck für das, was sie bewegt, weil sie nicht die richtigen Worte finden oder resigniert sind, was den verbalen Ausdruck betrifft („Mir hört ja doch keiner zu." „Mich versteht ja doch keiner."). Hier ist es wichtig, „beiseite" zu treten. Wenn die Kinder sich mit Worten nicht ausdrücken können, bieten wir ihnen an, mit Musik, Bewegungen, Bildern und Objekten zu sprechen, wovon der Beitrag von Waltraut Barnowski-Geiser in diesem Buch einen Ausschnitt zeigt.

Im kreativen Ausdruck ist immer die Dialektik zwischen Freiheit und Struktur zu beachten. Viele hyperaktive Kinder rennen gegen jede Struktur an, weil ihre innere Unruhe an allem aneckt, was sie einschränkt. Gleichzeitig suchen sie Halt und Schutz vor Überforderung. Im kreativen Ausdruck wird sich diese Ambivalenz zeigen. Manche Kinder werden mit tänzerischer Improvisation oder Ausdruckstanz überfordert sein und eher festere tänzerische Formen und Bewegungsrituale suchen, bei anderen wird es umgekehrt sein. Sie brauchen zuerst den freien Ausdruck, um sich überhaupt an Formen annähern zu können (vgl. Baer/Frick-Baer 2001). Ähnliches gilt für Kleckerbilder und Rahmenbilder (vgl. Baer 1999). In der Musiktherapie steht oft die freie Improvisation am Anfang. In der Improvisation bilden sich dann Rhythmen heraus, die Halt und Struktur geben können. Das Musizieren aus dem Versteck heraus ist eine kreative Lösung, mit der hyperaktive Kinder diese Ambivalenz bewältigen. Sie haben einen festen Rahmen und sind gleichzeitig offen für Kontakte und können so in diesem geschützten Rahmen und aus ihm heraus frei improvisieren (vgl. Baer/Frick-Baer 2004).

Manches, was in hyperaktiven Kindern zum Ausdruck drängt, kann ohne besondere Hilfestellung in der Lebenswelt des Kindes keinen Ausdruck finden. Wenn ein Kind durch traumatische Erfahrungen oder tief greifende Verlassenheitsängste beunruhigt wird, wenn seine Erregung aus frühkindlichem Überfordertsein entstanden ist oder Ausdruck der Zerrissenheit des Elternhauses ist, dann *kann* das Kind für den Subtext seiner Hyperaktivität keinen Ausdruck finden, ohne dass es besondere schützende und unterstützende Hilfestellung erfährt. Eine solche Hilfestellung wird in der Regel eine Therapie sein, in der im geschützten therapeutischen Raum professionell ausgebildete und erfahrene Fachkräfte Kindern die Möglichkeit geben, den Quellen des Erlebens, das sich in der Hyperaktivität äußert, auf die Spur zu kommen und dafür neue Ausdruckswege zu suchen.

3.6   Klarheit

Wer überfordert ist, braucht Halt. Wer sich ungerichtet fühlt, braucht Richtung. Wer sich im Diffusen erlebt, braucht Klarheit. Eine Haltung der Klarheit einzunehmen, umfasst verschiedene Aspekte und kann unterschiedliche Ausdrucksformen annehmen:

- Grundlegend wichtig ist, dass Erwachsene, in welcher Funktion auch immer, sich Kindern stellen und für sie greifbar sind. Wie oft beobachten wir in der Therapie das Erstaunen der Kinder, dass sie jemand aushält, dass sie zumutbar sind, dass sich jemand für sie Zeit nimmt und dass sich jemand mit ihnen auseinandersetzt. Dies ist eine Grunderfahrung, die hyperaktive Kinder bei uns in der Leibtherapie machen. Jedes Kind braucht diese Grunderfahrung, braucht ein klares, greifbares Gegenüber. Ist dies nicht vorhanden oder aus welchen Gründen auch immer verloren gegangen, gilt es, danach zu suchen und daran zu arbeiten, für ein Kind solche sozialen Erlebensmöglichkeiten wieder zu schaffen. Dies ist der Boden, ohne den alle weiteren Aspekte der Klarheit, die wir im Folgenden aufzählen, nur beschränkt wirksam sein können.

- Ein Kernaspekt des Erlebens hyperaktiver Menschen ist die eingeschränkte Fähigkeit, hereinströmende Reize zu filtern. Also sollten die Reize, denen diese Kinder ausgesetzt sind, reduziert werden. Kinder haben oft ein Gespür dafür, wann sie „Pausen" brauchen und wovon. Dem nachzugeben, wirkt der Überforderung entgegen und gibt den Kindern Gelegenheit, ihr Filtersystem zu verbessern.   Auch Aufgabenstellungen sollten klar sein und in kleine Schritte unterteilt werden. Die Aufforderung: „Holt eure Deutschbücher heraus, schlagt Seite 56 auf, lest den Text und unterstreicht alle Verben", wird von Kindern mit ausgeprägtem ADS/ADHS als Rauschen erlebt. Besser wäre: „Holt eure Deutschbücher heraus." Und dann die nächste Aufforderung. Und dann die nächste. Kleine Schritte also.

- Klares Spiegeln ist wichtig: „Du redest." Viele hyperaktive Kinder bekommen gar nicht mit, dass sie reden, und sind so im Diffusen gefangen, dass sie gar nicht merken, was sie tun. Und wenn es Verbote gibt, dann sollten sie klar und personenbezogen sein, z. B.: „*Ich* möchte, dass *du* aufhörst zu reden."

3.7 Resonanz

Das A und O der Hilfestellung für hyperaktive Kinder ist, dass sie Resonanz erfahren. Resonanz haben wir schon beschrieben als ein gemeinsames Schwingen bzw. als ein Hin- und Herschwingen zwischen zwei Menschen. Resonanz bezieht sich nicht nur auf das Offensichtliche, nicht nur auf das störende Verhalten, sondern muss sich auf das gesamte Erleben des Kindes beziehen, auf seinen Subtext ebenso wie auf die vordergründigen Aspekte der Hyperaktivität. Wenn Kinder Resonanz erfahren, dann fühlen sie sich nicht mehr allein und vereinsamt, sondern fühlen sich verstanden. Resonanz ist Wertschätzung, Resonanz ist ein Andocken, Resonanz verbindet und schafft einen Raum der Begegnung. Alle Beispiele der in diesem Band enthaltenen Artikel zeugen davon.

Hyperaktive Kinder haben Sehnsucht nach Resonanz. Hyperaktive Kinder brauchen wertschätzende Echos für das, was sie bewegt und erregt.

4 Gegen Druck – für die Würdigung von Spiel-Räumen

4.1 Schuld und Verantwortung

Es gibt Eltern, die davon ausgehen, dass sie mit der Not ihres Kindes nichts zu tun haben. Sie schieben – in für uns oft entsetzlicher Weise – jede Verantwortung auf das Kind ab: „Nach mir ist er nicht." Wenn diese Eltern die Behauptung hören, dass hyperaktives Verhalten von „hirnorganischen Veränderungen verursacht" sei, fühlen sie sich bestätigt: „Ich habe doch immer schon gesagt, mit der Kleinen stimmt was nicht." Oder sie schieben die Gründe auf die „Gesellschaft": „Mein Sohn wird in der Schule nicht streng genug rangenommen, deswegen ist der so." Diesen Eltern bzw. Elternteilen gegenüber betonen wir, dass sie Verantwortung dafür übernehmen müssen, die Leiden des Kindes zu lindern und gemeinsam mit ihm Wege der Veränderung zu finden. Die Eltern sind mitverantwortlich für das Leiden und das Gesunden des Kindes – auch wenn dies oft schwer zu vermitteln ist.

Unsere therapeutischen und sonstigen Bemühungen widmen sich nicht nur dem Kind, sondern müssen auch seine Lebenswelt mit einbeziehen. Nur wenn das Kind aus seiner Rolle als Fremdkörper, als schwarzes Schaf oder Sündenbock herauskommt, kann Hilfe nachhaltig wirken. Eine Veränderung des Kindes muss von seiner Umgebung zumindest akzeptiert werden, besser ist es, wenn die Erziehenden mitwirken.

Viele andere Eltern, die meisten sogar, fühlen sich schuldig: „Ich habe etwas falsch gemacht." „Ich bin keine gute Mutter." Auch für sie wirkt die These der hirnorganischen Veränderungen als Ursache hyperaktiven Verhaltens zuerst einmal als eine Entlastung, die sich nach unseren Beobachtungen aber nicht auf Dauer hält. Die Selbstvorwürfe kommen wieder: „Dass mein Kind einen Hirnschaden hat, macht mich nicht gerade ruhig. Vielleicht hab ich ja in der Schwangerschaft etwas falsch gemacht."

Im Kontakt mit diesen Eltern versuchen wir die Schuldfrage zuerst einmal beiseite zu schieben. (Das gilt selbstverständlich nicht, wenn sich herausstellt, dass hyperaktives Verhalten eine Reaktion auf sexuelle oder andere Gewalt ist.) Wir versuchen nicht, die Schuldfrage beiseite zu stellen, weil wir leugnen, dass es schuldhaftes Verhalten gibt. Selbstverständlich gibt es das, selbstverständlich lädt jeder Mensch auch Schuld auf sich, selbstverständlich machen alle Eltern (und ich weiß als Vater, wovon ich rede) auch etwas falsch, manche weniger und manche mehr. Doch Schuld macht eng, Schuld richtet die Aufmerksamkeit nur auf das, was war, Schuld verstärkt eher Spannungen, als sie abzubauen. Deswegen versuchen wir, sie zuerst einmal beiseite zu stellen, und reden statt über Schuld über das Thema Verantwortung.

Kinder haben ein Recht darauf, dass ihre Eltern und andere Erziehende Verantwortung für sie und ihr Wohlergehen übernehmen. Dieser Verantwortung müssen Eltern sich stellen, da fordern wir sie und binden sie ein. Der wichtigste Anfang besteht darin, ihre Kinder wertzuschätzen – und das geht nicht, wenn man sich selbst als Schuldigen „fertig macht". Eltern und andere Erziehende müssen ferner Verantwortung übernehmen, Spiel-Räume zu schaffen. Solche Spiel-Räume können in Rückzugsmöglichkeiten für die Kinder bestehen, siehe das häufig erwähnte Bedürfnis, sich zu verstecken. Solche Spiel-Räume können auch Räume der Begegnung sein. Eine Mutter erzählte zum Beispiel klagend, dass sie jedes Mal, wenn ihr Kind nach Hause kommt, von ihm „zugeschwallt" wird. Als wir fragten, was das Kind denn erzählt, war sie erschrocken – sie wusste es nicht, denn „ich höre schon lange nicht mehr zu". Sie schuf auf unseren Vorschlag hin einen Spiel-Raum des Erzählens und Hörens mit dem Kind, sie nahm sich nach der Schule jeden Tag mindestens eine halbe Stunde Zeit und hörte dem Kind bei Kakao und Essen zu. Sie war überrascht, was sie alles von dem Kind erfuhr, und noch mehr überraschte sie, dass das Kind, nachdem es einiges „losgeworden" war und allmählich sicher wurde, dass ihm zugehört wurde, auch Pausen im Erzählen machte, Gegenfragen stellte und der Mutter zuhören konnte …

4.2 Neurowissenschaften: Lernen durch Erleben

Die Neurowissenschaften haben seit den 90er-Jahren gewaltige Fortschritte gemacht und zu zahlreichen neuen Erkenntnissen über den Menschen beigetragen. Diese Erkenntnisse müssen berücksichtigt werden, soll Menschen in Not wirksam geholfen werden. Das Semnos-Konzept fußt auf diesen Erfahrungen (s.a. Baer 2005a).

Die Neurowissenschaften haben insbesondere zahlreiche Erkenntnisse gewonnen, wie Menschen lernen (bzw. bestätigt, was gute Erziehende immer schon wussten). Mit Lernen ist nicht nur die Aneignung von Wissen gemeint, sondern jede Entwicklung von Fähigkeiten, jede Verhaltensänderung, jede Veränderung des Lebens und Erlebens. Einige wichtige Aspekte, die die Neurowissenschaften diesbezüglich herausgearbeitet haben sind:

- Das Gehirn ist flexibel und offen für alles Neue. Und doch ist es pragmatisch genug, für Bekanntes und oft Benutztes breite Straßen anzulegen. Durch Wiederholung von Erfahrungen entstehen Trampelpfade, synaptische Verbindungen, die im Laufe der Jahre immer fester und stabiler werden. Wenn ein Kind gelernt hat, auf Überforderung mit hyperaktivem Verhalten zu reagieren, ist dies solch ein stabiler Trampelpfad. Durch neue Erfahrungen kann das Gehirn jedoch auch ent-lernen, können neue Trampelpfade entstehen. Um neue Wege zu beschreiten, muss zuerst das Vorhandene destabilisiert, ja entlernt werden: „Die Aneignung neuer Bewertungs- und Bewältigungsstrategien, grundlegende Veränderungen im Denken, Fühlen und Handeln, werden durch die vorangehende Destabilisierung und Auslöschung unbrauchbar gewordener Muster erst ermöglicht." (Hüther 1998, S.76) „Erst dann, wenn die breiten Straßen und Autobahnen in seinem Hirn weggeräumt und eingeschmolzen sind, hat der Mensch die Freiheit wiedergewonnen, mit seinen Gedanken nun auch einen der vielen anderen, selten benutzten und fast vergessenen kleinen Wege zu gehen. Erst jetzt kann er sich wirklich auf die Suche machen, auf die Suche nach einem ganz anderen, neuen Weg." (a. a. O., S.77) Deswegen betonen wir so sehr, dass, um hyperaktiven Kindern zu helfen, als erstes die Grundhaltung „Ich bin falsch" durch Wertschätzung beiseite geräumt werden muss. Wer in seinen täglichen inneren Gerichtsverhandlungen ein „schuldig" hört, kann keine neuen Wege beschreiten.

- Das Gehirn sortiert neu ankommende Informationen nach zwei Kriterien. Das erste Kriterium besteht darin, ob sie bekannt oder unbekannt sind, und das zweite, ob sie als wichtig oder unwichtig bewertet werden. Ob etwas als wichtig oder unwichtig eingestuft wird, orientiert sich nicht an den Vorgaben der Eltern, LehrerInnen oder TherapeutInnen, sondern das Gehirn des Kindes nimmt diese Auswahl selbstständig aufgrund seiner Vorerfahrungen vor. Entscheidend ist das Interesse der lernenden Person und seine Motivation. Interesse für Neues kann ein Mensch aber nur entwickeln, wenn er die Grunderfahrung hat, dass er selber interessant ist, dass ihm Interesse entgegengebracht wird. Und wenn er sicher sein kann, dass es gewürdigt wird, wenn er Interesse an anderen Menschen, Dingen, Themen zeigt. Hyperaktive Kinder erleben die Welt allerdings oft so, dass sie nur noch stören und sich niemand mehr für sie interessiert und dass das, wofür sie sich interessieren, nur negative Reaktionen hervorruft. Dies gilt es zu ändern. Nur dann kann der Boden für Lerninteresse und für Lernmotivation bereitet werden. Magnetresonanztomographische Messungen haben bewiesen und bildlich dargestellt, was erfahrene LehrerInnen immer schon wussten: Motivation ist für das Lernen wesentlich. Dies gilt auch für die Therapie: „Die Bedeutung von Aufmerksamkeit und Motivation für therapeutische Bemühungen können daher nicht hoch genug eingeschätzt werden." (Spitzer 2001, S.33)

- Beim Lernen, also bei jeder Veränderung, sind Emotionen nicht nur am Rande beteiligt, sondern entscheiden darüber, was als wichtig eingestuft wird und was und wie gelernt wird. „Eine wesentliche Komponente für Aufmerksamkeit, Verarbeitungstiefe und Motivation stellen emotionale Prozesse dar, wozu der emotionale Zustand bzw. Gehalt der Lernsituation, der Person als auch der zu erlernenden Information zählen ... Akute emotionale Erregung kann zum besseren Behalten von Gedächtnisinhalten führen." (a. a. O., S.69) Also: Emotionale Wertschätzung schafft überhaupt erst den Boden für jede Lernbemühung! Andererseits können Emotionen ein Kind so sehr gefangen nehmen, so sehr „erfüllen", dass für Interesse an neuem Lernstoff so lange kein „Platz" ist, bis diese starken Gefühle entlastende Ausdrucksformen gefunden haben.

- „Neurowissenschaftliche Lernforschungen haben ebenso klar ergeben, dass Menschen für Lernprozesse eine stabile Umwelt brauchen. Lernräume brauchen einen eindeutigen Rahmen. Ist dieser Rahmen nicht gegeben, sind die Kinder (oder Erwachsenen) grundlegend verunsichert, haben sie Schutzbedürfnisse (siehe das Bedürfnis sich zu verstecken, Anm. d. Verf.), fühlen sie sich ausgeliefert und sind kaum noch in der Lage, Neues zu verarbeiten." (Spitzer 2000, S.60f)

- Lernen braucht Spiel-Räume, spielen ist Lernen. „Das Spiel findet in einem geschützten Raum statt, ganz gleich ob im Kinderzimmer oder in der therapeutischen Praxis. Die Konsequenzen sind nicht so ernst wie im Alltagsleben, nichtsdestoweniger ist das Spielen ernsthaft, wie Therapieerfahrungen bestätigen und wie man es täglich bei Kindern beobachten kann." (Baer 2005a, S.25) Veränderungen für hyperaktive Kinder brauchen Spiel-Räume, wie wir immer wieder betonen. „Lernen basiert darauf, dass Input-Output-Beziehungen immer wieder *durchgespielt* werden und die Synapsenverbindungen im Netzwerk sich langsam so verändern, dass der richtige Output mit größerer Wahrscheinlichkeit hervorgebracht wird. (…) Da man davon ausgehen kann, dass die Spezies Mensch am lernfähigsten ist, ist sie notwendigerweise nicht nur am spielfähigsten, sie hat das Spielen auch am dringendsten nötig." (Spitzer 2000, S.62)

Das Gehirn lernt immer: „Halten wir fest: Wenn es um das Lernen geht und wenn wir das Lernen verbessern wollen, dann folgt aus der Tatsache, dass das Gehirn *immer* lernt, eines: Es sind die

Lebensbedingungen insgesamt und nicht die Lernpläne, die festlegen, was gelernt wird. Wenn wir unseren Kindern sagen: ‚Mach' deine Hausaufgaben!', ‚Iss deinen Teller leer!', ‚Kipple nicht mit dem Stuhl!', ‚Rede nicht immer dazwischen!', ‚Sei doch vernünftig!' etc., dann wird das Kind lernen, dass es jemanden vor sich hat, der immer mit tatsächlich oder stimmlich erhobenem Zeigefinger mit ihm schimpft." (Spitzer 2000, S.451) Hyperaktive Kinder, deren Würde nicht respektiert wird, an denen herumgekrittelt wird, denen alle Menschen gegenüber äußern, dass sie falsch sind und sich ändern *müssen*, lernen nicht die Veränderung, sondern sie lernen, dass sie falsch sind und abgelehnt werden.

Neurowissenschaften haben nachgewiesen, dass akuter Stress durchaus Lernprozesse begünstigen kann, ganz sicher aber chronischer Stress Lernen behindert, ja nahezu unmöglich machen kann. Wenn Veränderungswünsche gegenüber hyperaktiven Kindern Stress hervorrufen und deren chronischen Stress noch verstärken, sind sie kontraproduktiv, mögen die Veränderungswünsche noch so gut gemeint sein. Also gilt es, den Stress zu reduzieren und Spiel-Räume zu schaffen, Spiel-Räume des Erlebens, in denen Lernen möglich ist. Deswegen fußt das Semnos-Konzept darauf, an der Würde und der Würdigung hyperaktiver Kinder und der Erziehenden anzusetzen und dies zum A und O, zum Ausgangspunkt einer jeden Veränderung zu machen. Würdigen und andocken und Spiel-Räume schaffen: dann können Veränderungsprozesse überhaupt erst angegangen werden.

5   Was wir hyperaktiven Kindern wünschen

Am Anfang unserer beiden aufeinander aufbauenden Semnos-Seminare beschäftigen wir uns eingehend damit, wie hyperaktive Kinder sich und ihre Welt erleben. Dabei treten viele Besonderheiten dieser Kinder in den Vordergrund, was bei den teilnehmenden TherapeutInnen, LehrerInnen, ErzieherInnen Türen der Einsicht und des Zugangs öffnet. Am Ende des zweiten Seminars sagen dann viele TeilnehmerInnen: „Eigentlich gibt es gar nicht so viele Unterschiede. Diese Kinder brauchen ja vom Kern her das Gleiche, das alle Kinder brauchen, auch wenn es schwer ist, ihnen das zu geben." Das ist auch unsere Haltung. Diese Kinder haben Besonderheiten, die es ernst zu nehmen und zu würdigen gilt, und sie sind Kinder wie alle anderen, die nicht stigmatisiert werden dürfen und die, sicherlich mit einigen Besonderheiten, das brauchen, was alle Kinder brauchen. Die therapeutische Arbeit mit diesen Kindern ist Arbeit, wir verfolgen damit unsere Profession und verdienen unseren Lebensunterhalt. Und sie berührt unser Herz, denn diese Kinder berühren unser Herz. Ihr Leid und ihre Weisheit, ihre Einsamkeit und ihre Resonanzfähigkeit, ihr Schmerz und ihre tiefe Sehnsucht berühren uns und lassen uns oft auch nachts nicht los. Sie lassen eigene Kindheitserfahrungen anklingen und mobilisieren unsere mütterlichen und väterlichen Impulse.

Wir müssen sorgfältig darauf achten, was wir realistisch an Hilfestellungen leisten können und was nicht und wo wir uns in unseren Grenzen bescheiden müssen. Doch unsere Berührbarkeit wollen wir nicht beschneiden und unser Herz wollen wir erreichen lassen, auch wenn es manchmal mit weh tut. Und wir wissen: Die Kinder merken dies. Die Kinder merken, ob sich jemand für sie interessiert oder nicht, ob jemand Mitgefühl zeigt und sich engagiert, ob sie Menschen kalt lassen bzw. nur eine Last sind oder ob sie sich für sie erwärmen.

Wir wünschen hyperaktiven Kindern immer mehr, als wir selbst geben können.

Wir wünschen ihnen Resonanz, Menschen, die würdigend mitschwingen. Das wesentliche einer jeden Therapie mit einem hyperaktiven Kind ist die Beziehung zwischen TherapeutIn und dem Kind. Aber dies gilt nicht nur für die Therapie, auch im Kindergarten und in der Schule sind die Beziehungen das A und O. Eine Kollegin und Lehrerin sagte kürzlich auf ihren Unterricht mit als „äußerst schwierig" geltenden Hauptschülern bezogen: „Schau ihnen in die Augen und sprich sie an, zeig ihnen, ich interessiere mich für dich, ich mag dich – dann geht alles."

Wir wünschen ihnen kreative Spiel-Räume, in denen zwischen Verstecken und lustvollem Explodieren alles möglich ist.

Und wir wünschen ihnen Erwachsene, die die Weisheit der Kinder kennen und akzeptieren, dass Spielen nicht „larifari" ist, sondern ein ernsthafter Versuch, die Welt zu entdecken und sich in der Welt zurecht zu finden.

Wir wünschen ihnen Wertschätzung ihrer besonderen Fähigkeiten. Dass sie visuell lernen können, wenn sie in besonderer Weise die Welt über visuelle Kanäle wahrnehmen, bzw. dass ihre besondere Kanäle zur Welt ernst genommen und berücksichtigt werden, dass ihre besonderen sensorischen Fähigkeiten und Empfindsamkeiten respektiert werden. Dass ihre Art und Weise, der Welt gegenüber aufmerksam zu sein, als Fähigkeit geschätzt und nicht als Defizit diskriminiert wird.

Wir wünschen ihnen TherapeutInnen, die ihnen, wenn sie im Elternhaus, Kindergarten, Schule, Jugendgruppe und anderswo feststecken, wenn sie aus den Kreisläufen der Erniedrigung und des „Falsch-Seins" nicht mehr herauskommen und sich auch ihre Eltern oder andere Erziehende in Hilflosigkeit und Schuldgefühlen verfangen haben, helfen. Und dies in einer Art und Weise, die nicht mit noch bessern Tricks und Methoden an ihnen herumzerrt und sie zu ändern versucht, sondern mit einer Haltung und Methodik, die sie würdigt und ihnen Spiel-Räume bietet, die Wege der Veränderung einzuschlagen, die für sie angemessen sind.

Und wir wünschen jedem einzelnen von ihnen, dass sie uns TherapeutInnen irgendwann nicht mehr brauchen, weil sie selbst für ihre Würde sorgen können.

„Da geht's mir richtig durch und durch!" – hyperaktive Kinder im Erlebensraum Schule

Waltraut Barnowski-Geiser

1. Zwei Welten treffen aufeinander – Hyperaktivität und Schule

„Mit der Schule ist es wie mit Häusern oder Autos: Wenn es sie nicht gäbe, müsste man sie rasch erfinden, und der Erfinder wäre sofort eine gemachte Frau." (Spitzer 2003, S.398) Im Erleben der hyperaktiven Kinder scheint das Gegenteil zu gelten. Immer wieder wird Thema in den gruppentherapeutischen Prozessen, dass sie die Schule abschaffen möchten. Da gibt es Fantasien vom Wegzaubern bis Wegsprengen, Anzünden und Zumauern. Viele hyperaktive Kinder erleben Schule als Qual und Gefängnis.

„Der einzig schöne Moment an einem Schultag ist der Moment, wenn ich bei meiner Mutter im Auto sitze und nach Hause fahre. „Vorhof der Hölle!", nennt Sammy[1] *die Schule. Als er dies in der Therapie musikalisch darstellen möchte, erklingen unrhythmische Trommelwirbel, die Stöcke hetzen über die Djemben, einzelne sehr harte Schläge, Knall, dröhnender Gong. Sammy hält sich die Ohren zu. „Genauso ist das, wenn ich morgens in die Schule komme, als würde ich tausend Schüler gleichzeitig hören, alle schreien und rufen, da geht's mir richtig durch und durch! Irgendwie ist das wie im Nebel, ich bin auch nicht richtig wach. Ich denk immer, dass gleich einer auf mich zukommt und mich ärgert oder mir Beinchen stellt. Ich weiß dann nicht, wohin. Manchmal find ich noch nicht mal den Treppenaufgang und dann fällt mir noch ein, dass ich gleich Englisch hab und mein Heft nicht dabei habe. Und dann knallt's richtig in mir. "*

[1] Alle Namen geändert. Und auch die sonstigen Daten sind so verändert, dass ein Wiedererkennen der Person von Bekannten rein zufällig wäre.

In der Resonanz der Therapeutin wird große Angst spürbar, die Sammy, als sie ihn danach fragt, bestätigt. Diese Angst begleitet ihn schon seit der ersten Klasse. „Aber ich hab mich da schon dran gewöhnt!", sagt Sammy. Die Therapeutin würdigt, dass sie es eine starke Leistung findet, dass er trotzdem jeden Tag komme. Sammy lächelt unsicher. Die Therapeutin ermuntert ihn, das Gegenteil von „Vorhof der Hölle" zu spielen, was er sofort und gerne machen möchte und landet im ihm so vertrauten Land der Dinos ...

Bei Sammy fingen die Probleme schon in der ersten Grundschulklasse an, er mochte nicht malen, nicht schreiben und vor allem nicht still sitzen. Seine Lehrerin gab ihm viele Strafseiten zusätzlich auf, schloss ihn von gemeinsamen Klassenaktivitäten aus. Sie unterstellte Sammy Faulheit und Stursein, empfand ihn als unerzogen. Die Mutter zieht einen Kinderarzt hinzu, nach einigen Umwegen erhält sie die Diagnose: „hyperaktiv". Sie besteht auf einem Klassenwechsel, da die Lehrerin nach ihrer Auffassung mit diesem Krankheitsbild überfordert ist. Zu diesem Zeitpunkt hatte er nach seinen und den Aussagen seiner Mutter wenigstens noch Freunde, seit diesem Wechsel und später dem Übergang auf die weiterführende Schule ist auch das vorbei. In der neuen Klasse ist Sammy unruhig, redet viel, arbeitet aber nicht im Unterricht mit, was es für seine Lehrer sehr schwierig macht. Als Grund für sein Nichtbeteiligen gibt er nach einigen Therapiestunden an, dass er für alles zu dumm sei. „Können" könne er nichts ...

Wie Sammy beschreiben viele hyperaktive SchülerInnen ihr Erleben: wie im Nebel, diffus, „irren" sie ein wenig durch die Schule, werden dadurch leicht „Opfer". Hochsensibel für Atmosphären und Stimmungen nehmen sie ungeheuer viel wahr, lassen vieles oft ungefiltert in sich hinein. Im Inneren entsteht Enge. Das erzeugt Angst, Angst, die meist nicht besprechbar ist, keinen Raum hat. Angst erzeugt Unruhe, die zu einem Verlust der Impulskontrolle führt, Unruhe erzeugt Stress im Klassenraum, was neue Unruhe zur Folge haben kann. Da im Inneren so viel für das Kind Wichtiges tobt, ist kaum Platz für die Aufnahme von Schulstoff, der auf dem schwierigen Hintergrund im inneren Selektionsprozess oftmals nicht wichtig erscheint. „Funktionieren" im schulischen Sinne ist für betroffene Kinder und deren Umfeld mit riesiger Anstrengung verbunden. Kommen wiederholtes Versagen und schlechte Leistung dazu, geht der Anreiz zur Anstrengung verloren. Ziehen sich dann noch die Klassenkameraden von diesem Kind, das sie vielleicht als anstrengend erleben, zurück, wird die Situation in der Schule als kaum aushaltbar erlebt. Ein Teufelskreis entsteht, „Vorhof der Hölle", wie Sammy so treffend sagt.

Fast möchte man sagen hyperaktive Kinder und Schule,
  zwei Welten treffen aufeinander:
Hyperaktive Kinder sind unruhig,
  im Unterricht soll man meist ruhig den Worten des Lehrers/
  der Lehrerin folgen.
Hyperaktive Kinder sind diffus und unsortiert,
  im Unterricht ist Ordnung eine Grundvoraussetzung.
Hyperaktive Kinder springen mit ihrer Aufmerksamkeit,
  im Unterricht sollen sie konzentriert und ausdauernd an einer
  Sache arbeiten.
Hyperaktive Kinder haben wenig Selbstwert,
  im Unterricht findet permanent Be(Ab?)-wertung statt.
Hyperaktive Kinder reden impulsiv und ungefragt,
  im Unterricht wird nach Aufforderung durch den Lehrer/die
  Lehrerin gesprochen.
Hyperaktive Kinder sind durch andere Reize stark ablenkbar,
  im Unterricht schwingen die Reize von mehr als 30 Kindern
  und einem Lehrer/einer Lehrerin.
Hyperaktive Kinder können schwer das Wichtige herausfiltern,
  oft redet der Lehrer/die Lehrerin anhaltend lange.
Hyperaktive Kinder sind kreativ und gefühlvoll.
  Diese Ebenen sind im Unterricht oft weniger gefragt.

Die Liste ließe sich fortsetzen, aber auch diese sicherlich pauschalisierende Kette macht bereits deutlich, wie schwierig die gemeinsame alltägliche Unterrichtsarbeit doch für alle Beteiligten ist. Dies ist sicher auch eine der wesentlichen Feststellungen: Es ist ungeheuer schwer, hyperaktive SchülerInnen zu erziehen und zu unterrichten, und wenn es schwierig ist, so sind weder SchülerInnen noch LehrerInnen noch Eltern falsch, sondern brauchen dringend Hilfe und Kooperation.

Das Aufmerksamkeitsdefizit der SchülerInnen erfordert nach unserer Auffassung gezielte Aufmerksamkeit in der Schule, um individuelle Zugänge und Hilfen zu ermöglichen, Festgefahrenes zu schmelzen, Teufelskreise zu unterbrechen, neue Schritte möglich zu machen.

2   Sich auf den Weg heraus begeben

In der leiborientierten Musiktherapie sind wir der Auffassung, dass es keine allgemeingültigen Rezepte für den Umgang mit Hyperaktivität in der Schule gibt, so traurig das auch sein mag. ADHS ist nicht „machbar", wie es von manchen AutorInnen vollmundig propagiert wird, sondern es kann versucht werden, das Leiden erträglicher und den gemeinsamen Umgang angenehmer, menschlicher, wertschätzender und, im Sinne unseres Semnos-Konzeptes, würdiger zu gestalten. Dabei gibt es aus leibtherapeutischer Sicht Aspekte des Erlebens, die nach unseren Beobachtungen und Erfahrungen bei zahlreichen SchülerInnen ähnlich sind und Methoden und Aspekte im Umgang miteinander, die sich in praktischen Erfahrungen als hilfreich erwiesen . Diese möchte ich im Folgenden auf dem Hintergrund meiner Erfahrungen als Lehrerin und Therapeutin darstellen. Und dennoch gilt es immer wieder, den einzelnen Schüler, die einzelne Schülerin und sein bzw. ihr Erleben anzusehen und anzuhören, Informationen zu sammeln, um individuelle Hilfen anzubieten.

2.1 Ein Wort zur Diagnostik

Beschäftigt man sich mit Diagnostik, ist in Erinnerung zu rufen, dass Diagnosen durch Menschen in ihrer Subjektivität erstellt werden. Die gängigen diagnostischen „Instrumentarien", auf deren Grundlage die Diagnose ADHS erstellt wird, geben eine Objektivität vor, die so nicht oder nur teilweise gerechtfertigt erscheint. Nur im Zusammenhang mit dem jeweiligen Lebenskontext des Kindes ist die diagnostische Abklärung von erfahrenen TherapeutInnen möglich. Die TherapeutInnen sind unseres Erachtens aufgerufen, mit LehrerInnen und SchülerInnen gemeinsam Einsichten zu gewinnen. „Diagnostik wird zumeist übersetzt mit ‚Urteil' – und so erleben Menschen zumeist eine Diagnose: als Urteil (‚leichte Grippe', ‚Lese- und Rechtschreibschwäche'), manchmal gar als existenzielles Urteil (‚Krebs', ‚manisch-depressive Episode'). In diesem Verständnis von Diagnostik sind Macht und Ohnmacht ebenso klar verteilt wie bei einem Urteil vor Gericht: Da gibt es jemanden, der die Macht hat, eine Diagnose zu stellen, und da gibt es jemanden, der ohnmächtig ist und diese Diagnose erleiden muss. Im Griechischen *diagnosis* ist aber auch das Wort *gnosis* enthalten, das ‚Einsicht' bedeutet."(Baer/Frick-Baer 2004, S.352)

LehrerInnen erwarten zumeist von TherapeutInnen „objektive" Diagnosen, die mit ihrer Wahrnehmung übereinstimmen. So erklärt sich vielleicht auch, dass es oftmals Kommunikationsprobleme zwischen Schule und professionellen Helfersystemen gibt. Dafür gibt es viele Beispiele. Da werden aus einer Grundschulklasse von einer Lehrerin mehr als 10 SchülerInnen mit dem ADHS-Verdacht zur Überprüfung zum Psychologen geschickt. Da fallen mit ADHS attestierte SchülerInnen in Schulklassen über längere Zeiträume überhaupt nicht auf und scheinen keine Probleme zu haben. Da kommen auf der anderen Seite massiv als störend auffallende SchülerInnen (aus der Sicht der Lehrerschaft) nach einer Testung zurück mit der Diagnose: sozial unauffällig, nicht hyperaktiv, kein

Therapiebedarf. Dies führt in der Lehrerschaft zu Irritationen. Was passiert? Ein Beispiel:

Lennie besucht die 7. Klasse. Er stört massiv den Unterricht, erledigt keine Wochenpläne. In Einzelgesprächen zeigt er sich einsichtig, im Klassengefüge ist er jedoch kaum fünf Minuten auf seinem Platz zu halten. Sein Klassenlehrer schlägt den Eltern vor, Lennie testen zu lassen. Diese sind, da es schon lange auch im häuslichen Bereich Schwierigkeiten gibt, sehr offen. Sie konsultieren ihren Hausarzt, der Lennie von Geburt an kennt. Dieser führt einen Intelligenz- und Aufmerksamkeitstest durch und kommt zu der hier verkürzt dargestellten Diagnose: durchschnittliche Intelligenz (mit IQ-Angabe), Aufmerksamkeitsleistung im Normbereich, keine weiteren Auffälligkeiten. Dieses Testergebnis legen die Eltern dem irritierten Lehrer vor, der nun an seiner und der Wahrnehmung seiner KollegInnen zweifelt. Die Eltern geben Lennie ein vom Arzt verordnetes pflanzliches Mittel, was offenbar wenig anschlägt. Therapeutische Hilfe verordnet der Hausarzt nicht. Lennies schwierige Situation in der Schule bleibt unverändert.

Natürlich hat diese Diagnose, die der Allgemeinmediziner für sich, innerhalb seines wahrgenommenen Ausschnittes, stimmig gestellt hat, Folgen, besonders in der Schule. SchülerInnen, die die Bescheinigung „ADHS-Symptomatik" nicht erhalten, werden anschließend manchmal nach unseren Beobachtungen von LehrerInnen strenger behandelt, da sie in den Bereich der Hypochondrie eingeordnet werden.

Liegt die Bescheinigung vor, löst auch das oftmals Verunsicherung in der Schule aus und kann wiederum dazu führen, das Verhalten der hyperaktiven SchülerInnen besonders und ausschließlich zu entschuldigen. Manche LehrerInnen gehen, vielleicht aus Unsicherheit, auf größere Distanz zu diesem „Fall". Die entstehende anonyme Attest-Glocke, umhüllt von Zerrspiegeln, lässt einen Schüler leicht in die Rolle des einsamen kranken Sonderlings rücken, dem man besser nichts abverlangt, „da mit dem ja irgendetwas nicht stimmt".

Ole aus der 7. Klasse erzählt in der Eingangsrunde der Gruppenstunde für unruhige Schüler: „Ich hatte heute Ärger mit Frau Zohren. Die hat mir aufgegeben, den Ordnungsrahmen abzuschreiben, aber das mache ich nicht.“ Die anderen Schüler fragen erstaunt nach. „ Ich mache nie die Zusatzaufgaben, schon drei Jahre nicht. Ich mache es nicht und mache es nicht, bis die Lehrer das vergessen. Und wenn sie doch daran denken, sag ich, dass ich es nicht machen werde, und dann trauen die sich nicht, weiter zu fragen, weil die Angst haben, dass ich ausraste. Die wissen ja, dass ich so eine Bescheinigung habe.“ Ole erzählt sehr stolz ...

Wesentlich ist nach unseren Erfahrungen, dass einem Kind und seinem Umfeld überall dort geholfen wird, wo es in Not ist: in seinem persönlichen Elend, bei seiner Integration in die Klasse, seinem individuellen Lebens- und Leistungsweg, mit und ohne Attestierung. Wichtiger als die Anzahl der erfüllten Diagnosekriterien erscheint uns, dass etwas passiert, wenn eine schulische Situation danach schreit, wenn Beteiligte leiden. Wir arbeiten in unserer Praxis gerne, wie schon in dem vorherigen Artikeln von Udo Baer erwähnt, mit der Terminologie „unruhige Kinder“, um die Kinder nicht mit ADHS-Bezeichnungen „abzustempeln“ oder hervorzuheben. Unsere Grundlage, therapeutisch aktiv zu werden, ist das besondere Leiden der Betroffenen und ihres sozialen Kontextes. „Zu beachten ist auch, dass eine mangelhafte Aufmerksamkeit und Unruhe bei Kindern eine geradezu klassische Reaktion auf belastende Lebensereignisse sind, so dass immer auch der Ausschluss einer primär emotionalen Störung erfolgen muss.“(Weinberger 2001, S.226) Es gilt, individuelle Ursachen zu finden und SchülerInnen in ihrer Not nicht alleine dastehen zu lassen.

Timo ist Schüler der 9. Klasse und meldet sich zur Beratung an. Er gibt an, große Probleme mit der Konzentration zu haben. Er fühlt sich immer lustloser und unmotivierter, obwohl er unbedingt in die Oberstufe kommen möchte und eine klare Vorstellung von seinem späteren Leben als Konstrukteur hat.

Ein kurzes Vorgespräch mit dem Klassenlehrer ergibt, dass Timo sehr nörgelig, unbeteiligt und unmotiviert sei und besonders in Mathematik die einfachsten Dinge einfach nicht mache. Seine Frustrationstoleranz gehe gegen Null. Die Eltern bestätigen Ähnliches im Gespräch mit der Beratungslehrerin. Sie haben den Eindruck, dass er nur das lerne, was ihm Spaß mache. Seit der Grundschulzeit habe er dieses Problem, alles gute Reden, Entspannungstrainings und ähnliches seien erfolglos gewesen. Man habe ihn auch auf ADHS getestet, da sei er ein Grenzfall, der aber keiner Therapie bedürfe, habe der Hausarzt festgestellt. Seitdem habe man nichts mehr unternommen.

Die Beratungslehrerin fragt Timo im ersten Beratungstermin, ob dieses unkonzentrierte Gefühl in allen Fächern gleich auftrete oder ob er da Unterschiede feststelle. Er äußert, dass es für ihn in Mathematik am schlimmsten sei, in Gesellschaftslehre und Deutsch am einfachsten. Die Beratungslehrerin ermuntert Timo, seine Fachstundenerregungskontur, also das Niveau und den Verlauf seiner persönlichen Anspannung und Erregung, zu malen, was er, da er sehr gerne zeichnet, machen möchte. Er entwirft für das Fach Deutsch eine gleichbleibend hohe Kurve positiver, zielgerichteter Aufmerksamkeit. In Mathematik ist er zu Beginn auf dem gleichen Niveau, aber die Kurve sinkt stark ab, dann immer tiefer. Timo ist noch nicht klar, wie das genau passiert. Die Beratungslehrerin bittet ihn deshalb, den jeweiligen Erregungsverlauf auf einem Instrument zu spielen und die Konturen als Partituren zu nehmen. Timo wählt die Pipedream für die Mathematikstunde. Gleichbleibende Tonhöhen unterstützen den unruhigen Rhythmus, nun folgt eine abrupte Veränderung. Er sackt in die Tiefen und hört auf zu spielen. „Ja, jetzt weiß ich, was los ist. Die Frau Eberl erklärt was und ich versteh das nicht. Das sage ich ihr und dann wird sie sehr wütend, weil sie findet, dass das nicht sein kann. Und dann geht das so weiter. Ich bin dann voll sauer und sie auch. „

„Wie geht die Stunde weiter?", fragt die Beratungslehrerin.

Er spielt erneut so ähnlich wie zu Anfang, nur in einer tieferen Lage und verstummt wieder.

„Es ist hoffnungslos, ich kann mich anstrengen, wie ich will, und ich verstehe es wirklich nicht. Und die Frau Eberl glaubt mir nicht. Ich kann Mathe wirklich nicht. Das wird nie was! Das war schon in der Grundschule so. "

*Die Beratungslehrerin äußert, dass sie seinen guten Willen wirklich mitbe-
komme, aber dass das Problem in Mathematik grundlegender zu sein scheine.
„Ja, und in den anderen Stunden bei Frau Eberl bin ich jetzt auch schon voll
mies. Das war bis vor ein paar Wochen nicht so. Aber ich denke eben nach den
Mathestunden, dass sie mir eh nichts zutraut. " Die Beratungslehrerin verabredet einen Termin mit Timos Eltern. Die Eltern melden ihn nun an einem
mathematischen Förderinstitut an. Hier wird Timo getestet und zum Erstaunen aller Beteiligten hat Timo sehr große Lücken im mathematischen Stoff des
2. - 4. Schuljahres, ihm fehlt jedes Basiswissen. Zu diesem Zeitpunkt hatte es
in der Grundschule sehr viele Lehrerwechsel gegeben. Timo erhält nun systema-
tische Nachhilfe ...*

Diagnostik ist, wie dieses Beispiel zeigt, ein individueller und in-
teraktiver Prozess. Immer muss das individuelle Identitätspuzzle des
einzelnen Schülers, der einzelnen Schülerin gelöst werden. Dies
erfordert Zeit und sich anschließende individuelle Therapie sowie
spezielle schulische Hilfsangebote. LehrerInnen brauchen in ihrer
schulischen Begleitung von hyperaktiven SchülerInnen Unterstützung durch TherapeutInnen.

Haben Kinder die Diagnose ADHS erhalten, gesellt sich oftmals
schnell die medikamentöse Behandlung dazu, wird Ritalin oder
ähnliches als Allheil- oder Wundermittel ins Kalkül gezogen. Der
Wunsch nach „endlich mehr Ruhe" ist bei allen Beteiligten verständlich. LehrerInnen sollten hier ihre Kompetenz nutzen und
Eltern darauf hinweisen, dass die alleinige Gabe von Ritalin auf
Dauer und ohne begleitende Therapie nicht zu verantworten ist.

2.2 Erster Schritt: Gefühle der Ohnmacht und Hilflosigkeit zu lassen

Ein kleines Boot schwimmt auf einem wild tobenden Ozean, nuss-
schalengleich. Ein Kind sitzt darin, ohne Ruder, ohne jede Steuer-

möglichkeit und treibt hinaus ins Ungewisse. Ab und an sieht man Erwachsene in einem größeren Schiff auf das kleine Boot zufahren, die Wellengewalt ist jedoch zu stark für die verzweifelt kämpfenden Menschen, offenbar die Eltern. Von der anderen Seite versucht es ein großes Schiff, LehrerInnen wohl. Auch sie geben, da schon allein ihr Fahrwasser das Boot des Kindes zu kippen droht, nach einigen Versuchen auf. An Land greifen sich die Erwachsenen lautstark an. Jede Seite weiß, was die andere zu tun gehabt hätte. Es hagelt Vorwürfe. Unterdessen treibt das kleine Boot am Horizont mit einem lauthals schreienden Kind immer weiter hinaus ins Ungewisse. Bis nun endlich jemand einen Spezial-Not-Kreuzer anfunkt, vergeht eine Menge Zeit, das Kind und die Erwachsenen stehen Todesängste durch...

So ähnlich wie in diesem Bild, mit Anklang an Christian Anders alten Schlager „Es fährt ein Boot nach Nirgendwo", zeigt sich oft die Szenerie für ADHS-Kinder in der Schule. Egal, wer hier was wie tut, und alle Seiten bemühen sich ja aufrichtig, übrig bleibt, dass mit den üblichen Methoden ADHS-Kindern kaum zu helfen ist. Diese Ohnmacht und Hilflosigkeit gilt es auf Seiten der Eltern und LehrerInnen einzugestehen, um von da aus neue Schritte machen zu können, bei aller Anerkennung vorher erfolgter Bemühungen. LehrerInnnen müssen akzeptieren, dass sie in der Regel nicht für schwierige Kinder ausgebildet sind, dass ihr vorhandenes methodisches und didaktisches Repertoire auf diese Kinder so nicht anwendbar ist.

Frau Gäbler kommt zur Supervision. Sie weint, kaum dass sie den Raum betreten hat. „Glauben sie mir, ich bin am Ende, diese Klasse bringt mich an den Rand. Ich bin jetzt seit 30 Jahren im Dienst, aber so was habe ich noch nicht erlebt. Ich habe mich immer für eine gute Lehrerin gehalten, aber bei den drei Jungen jetzt bin ich absolut unfähig. Der Bastian läuft durch die Klasse, wirft mir Flugzeuge an den Kopf, angeblich, weil er deren Flugtechnik beobachten muss. Florian redet ohne Punkt und Komma, springt mitten im Unterricht auf, hält keine Regel ein, reißt alle anderen mit. Schreiben kann der gar nicht. Strafarbeiten macht er nicht. Tills Mutter macht mir jetzt noch Vorwürfe, weil ich nicht auf seine angebliche Wahrnehmungsstörung eingehe. Diese Burschen haben es auf mich abgesehen. An Lernen ist gar nicht mehr zu denken. Ich glaube, ich muss meinen Beruf aufgeben."

Frau Gäbler ist froh, das alles im geschützten Raum endlich aussprechen zu können. Die meisten KollegInnen in ihrer Schule erzählen nach ihrer Auffassung nicht von solchen Problemen, Disziplinschwierigkeiten gelten als persönliches Unvermögen und Versagen. Es entlastet sie, nun einiges über das sogenannte ADHS zu erfahren, eine Diagnose, die sie mehr zufällig von den Eltern hörte, als es anfing, schwierig zu werden. Zunächst hatten die Eltern der Kinder in ihrer Klasse diese Diagnose zurückgehalten, da sie ihrerseits ausprobieren wollten, ob denn ihr Kind in der Eingangsklasse der weiterführenden Schule überhaupt als hyperaktiv auffalle. Frau Gäbler ist erstaunt, dass es sich hierbei um eine diagnostizierte bekannte Krankheit handelt, da sie wirklich dachte, dass diese Kinder einfach nicht lernen wollten und Lust auf Ärger hätten. Als sie typische Beschreibungsphänomene hört, fallen ihr noch weitere SchülerInnen aus ihrem langen Lehrerinnenleben ein, von denen sie nun sicher ist, dass diese auch ADHS hatten. „Mein Gott, man wusste das halt einfach nicht."

An diesem kleinen Fallbeispiel aus der Praxis wird ersichtlich:
- Die Informationen in Schulen über ADHS sind äußerst dürftig.
- LehrerInnen fühlen sich mit diesem Problem allein.
- Kollegiale Zusammenarbeit wird durch Versagenszuschreibungen erschwert.
- LehrerInnen fühlen sich durch das Verhalten der hyperaktiven SchülerInnen persönlich angegriffen.
- Manche Eltern taktieren mit der Diagnose und/oder attackieren die LehrerInnen.
- MitschülerInnen sind betroffen, da die Störungen das Unterrichtsgeschehen sehr beeinträchtigen können.

- Die Lernatmosphäre ist gereizt und gespannt, was den Lernprozess beeinträchtigen kann.

Die Lehrerin und Musiktherapeutin Christel Busch-Knabe beschreibt:

„Folglich gehen beide – Lehrerinnen und Lehrer wie Schülerinnen und Schüler – weniger gern zur Schule, obwohl sie jeden Tag viele Stunden gemeinsam verbringen. Um die Frustration und Freudlosigkeit auszuhalten, sind Lehrer (in besonderem Maße) und Schüler damit beschäftigt, negative Gefühle zu verdrängen ... Schule und Gefühle – getrennte Welten?" (Busch-Knabe 2001, S.111)

Der Lernprozess kann für alle Beteiligten quälend werden und von wechselseitigem Unverständnis gekennzeichnet sein. Schulversuche wie im englischen Fernsehen unter dem Motto That 'll Teach 'em (Das wird sie lehren), in denen 30 SchülerInnen für vier Wochen in die Disziplinierungsmethoden der 50er-Jahre zurückkehren, spiegeln vielleicht erschreckend hilflose Überlegungen, unruhigen SchülerInnen Herr zu werden. „Für die Jugendlichen war die 50er-Jahre-Schulwelt ein regelrechter Schock: sie mussten strenge Verhaltensregeln befolgen, die den Unterricht, das gemeinsame Essen, die Freizeit, ja , selbst die Nachtruhe betrafen. Für Fehlverhalten gab es heftige Sanktionen ... (die schwersten Strafen waren eine kalte Dusche und das Halten von zwei schweren Kegeln mit ausgestreckten Armen)." (Braun 2004, S.62f) Dass solche Versuche keine Lösung sein können, leuchtet heutzutage sicher ein. Es spiegelt uns jedoch das Ausmaß der Hilflosigkeit der Erziehenden.

Die fast unvereinbar scheinenden Welten der Schule und der hyperaktiven Kinder ein Stückchen anzunähern, erfordert das Zusammenwirken aller Kräfte, die in diesem wilden Ozean schwimmen, sprich Eltern, LehrerInnen, Schulleitung und SchülerInnen. Erst wenn die Ebene der Ohnmacht und Hilflosigkeit anerkannt und aufgearbeitet werden konnte, besteht für LehrerInnen die Möglich-

keit, den Eltern so gegenüber zu treten, dass es zu fruchtbarer, vertrauensvoller Zusammenarbeit, die nicht die Maske der Arroganz, der Be- und Abwertung braucht, kommen kann. Auch Eltern und Kinder brauchen Anerkennung für ihren tagtäglichen Nerven aufreibenden Tanz mit der Hyperaktivität. Es kann eine gute Übung für LehrerInnen sein, sich in das hyperaktive Kind, das sie unterrichten, einzufühlen, sich zu identifizieren, wie wir es in unseren Semnos-Fortbildungen anbieten. „Bewegen und verhalten Sie sich für einige Minuten wie dieses Kind, nehmen sie seine Körperhaltung ein ..."
Wechselseitige Wertschätzung für aufrichtiges Bemühen, Anerkennen des gemeinsamen Leidens an einer schwierigen Situation, scheint ein besserer Boden zu sein für neue Schritte, damit Kinder nicht nach „Nirgendwo" treiben.

2.3 Zweiter Schritt: für professionelle Unterstützung sorgen

Kinder, die im Unterricht in irgendeiner Weise auffallen, sind häufig in ihrer individuellen Entwicklung gestört worden oder zu kurz gekommen. Dies gilt für hyperaktive Kinder in besonderem Maße. Hyperaktive SchülerInnen sind in ihrer Impulskontrolle so stark beeinträchtigt, in für den Unterricht relevanten Grundfähigkeiten reduziert, dass eine aktive Teilhabe an Gruppen- und Klassenprozessen erschwert, wenn nicht gar unmöglich wird. Das diffuse, filterlose Erleben behindert Präsenz, aktives Teilnehmen am Unterricht und gerichtetes, auswählendes Aufnehmen von Lernstoff. Innere tobende überschwappende Gefühlswelten lassen, insbesondere in der Pubertät, fast alles wichtiger erscheinen als Unterrichtsstoff. Stillsitzen bedeutet sich zu spüren, Spüren heißt mit sich in Kontakt zu kommen, was für viele hyperaktive SchülerInnen schwer auszuhalten ist.

Die oftmals schon früh entstandenen Defizite schleppen sie in die Sekundarstufe mit. Hyperaktive SchülerInnen sind in der Entwicklung der so genannten primären Leibbewegungen, also beim Schauen, Tönen, Drücken, Greifen und Lehnen, zu kurz gekommen oder/und festgefahren, was die Aufnahme von sozialen Kontakten erheblich erschwert (s.a. Baer/Frick-Baer 2002). Ein hyperaktives Kind beispielsweise, das sich ohne Rückendeckung fühlt und sich folglich nicht anlehnen kann, wird schwerlich vertrauensvoll zu-„greifen" können. Ohne das Greifen wird das Be-greifen erheblich erschwert. Hier sind Lernschwierigkeiten vorprogrammiert. Die Zusammenhänge zwischen körperlicher Erfahrung und Wahrnehmung, neuronaler Vernetzung und intellektueller Leistung wird durch die aktuelle Hirnforschung deutlich belegt (vgl. Spitzer 2003, Baer 2005a und dem Beitrag von Udo Baer in diesem Buch).

Lernschwierigkeiten erzeugen weiteren Druck. Es wird dem Kind schwerlich möglich sein, mit diesem Druck angemessen umzugehen, diesen aus-zu-drücken, insbesondere wenn Kinderhände ins Leere gegangen sind.

Sind die ersten Blicke nicht erwidert worden, waren die ersten Reaktionen zu Hause, in der Schule abwertend oder beschämend, sind Blickkontakte erschwert. Diese sind aber die Voraussetzung, damit Kinder und LehrerInnen im Klassensystem miteinander in Kontakt gehen können. Einige SchülerInnen werden hyperaktiv, andere verstummen, können sich kaum noch regen und etwas nach außen bringen, wie wir es bei der Form des ADS ohne Hyperaktivität erleben (Barnowski-Geiser 2003).

LehrerInnen tun sich oft schwer zu bestimmen, wann Therapie nötig ist. Sie sind unsicher, äußern häufig, sie wollten den Schüler bzw. die Schülerin nicht „zum Fall" machen. Hier möchten wir ermutigen, die eigene Resonanz und Beobachtung ernst zu nehmen, um nicht im ungünstigen Falle dringend erforderliche Hilfeleistung zu unterlassen.

Spätestens,

- wenn Eltern, LehrerInnen und Kinder feststellen, dass der Schulalltag im Miteinander in mehreren Unterrichtsfächern als unbefriedigend oder gar quälend erlebt wird,
- wenn über einen größeren Zeitraum mehr Energie für das Ermöglichen von Unterricht aufgewendet wird als für das eigentliche Unterrichten,
- wenn es einen extremen Leistungseinbruch gibt oder Leistungen (auch Hausaufgaben) verweigert werden,
- wenn Gesprächsversuche mit dem Schüler/mit der Schülerin und seinen bzw. ihren Eltern wiederholt erfolglos bleiben,
- wenn der Schüler/die Schülerin nicht mehr in die Schule möchte, verstummt, sich immer mehr zurückzieht,
- wenn der Schüler/die Schülerin keine Freunde und Kontakte in der Klasse unterhält,
- wenn er/sie aggressiv gegen andere oder sich selbst wird,
- wenn in irgendeiner Weise körperliche oder seelische Beschwerden sichtbar werden (etwa starker Gewichtsverlust, Einschlafschwierigkeiten und Erschöpfungszustände, häufige Kopf- oder Magenschmerzen etc.),
- wenn kollegiale Hilfsstrategien nicht greifen,

sollten professionelle HelferInnen wie BeratungslehrerInnen oder/und TherapeutInnen hinzugezogen werden. Wir empfinden es ausdrücklich als Kompetenz, eigene Hilfsbedürftigkeit wahrzunehmen und an entsprechende Stellen zu überweisen, je eher, desto besser. Hier ist eine stärkere Sensibilisierung der Lehrerschaft ausdrücklich gefordert.

Nach unseren Erfahrungen sind hyperaktive Kinder oftmals über Worte schwerer erreichbar. Sie brauchen Erlebnisse, die neue Trampelpfade im Gehirn, neue Verschaltungen durch wiederholte Übungen möglich machen, die ihnen besonders über kreativtherapeutische Angebote vermittelt werden können. Sie brauchen TherapeutInnenpersönlichkeiten, die sie nähren, spiegeln und ihnen ein Gegenüber sein können, die in Resonanz mitschwingen, ihr Leiden würdigen und ihnen Zeit und Aufmerksamkeit schenken, TherapeutInnen, die durch die Stärkung des Selbstwertes und Eigen-Sinns die Sozialkompetenz der hyperaktiven SchülerInnen steigern, neue Verhaltens-, Beziehungs- und Erlebenswahlmöglichkeiten eröffnen. Es ist günstig, aber nicht die Regel, wenn diese Fachleute in der Schule konsultiert werden, da die Wege des Austausches kurz sind und oftmals die Hemmschwelle gegenüber therapeutischen Stellen übersprungen werden kann. Wenn dies nicht möglich ist, ist es wichtig, dass LehrerInnen Kontakt zu TherapeutInnen außerhalb der Schule, die den Vorzug der größeren Distanz und Anonymität genießen können, halten, eventuell Unterrichtsbesuche ermöglichen, um wechselseitig Erfahrungen auszutauschen und bestmöglich aufeinander zu reagieren. Da bei den hochsensibilisierten hyperaktiven SchülerInnen das persönliche Miteinander-Schwingen eine große Rolle spielt, ist es sehr wesentlich, dass die SchülerInnen selbst mit aussuchen und entscheiden, ob und mit wem sie arbeiten möchten. Zwangszuweisungen sind selten erfolgreich und für beide Seiten nicht wünschenswert. Die oftmals von LehrerInnen geäußerte Therapieverweigerung von SchülerInnen bestätigt sich in unserer Praxis eher nicht. Schon hier scheint in den Erstgesprächen wichtig zu sein, dass LehrerInnen und TherapeutInnen wertschätzend mit den SchülerInnen umgehen, dass ihre Haltung geprägt ist durch die Sichtweise, dem Kind Hilfe in seiner Not und die Aufmerksamkeit, die es wert ist, zuteil werden zu lassen, dass sie dem Kind Veränderungen zutrauen, statt verändern und disziplinieren zu wollen.

2.4 Dritter Schritt: Achtsamkeit

Schule ist ein öffentlicher Raum des Erlebens. Hyperaktive Kinder erleben diesen Raum besonders intensiv, ungefiltert und letztlich diffus. Häufig fühlen sie sich Beziehungen, Stimmungen und Atmosphären, Erregungs- und Spannungsverläufen ausgeliefert. LehrerInnen reagieren auf diese Kinder mit ihrem Erleben, ihrer individuellen Resonanz. Schwingungen gehen hin und her, verstärken sich, werden blockiert, gedämpft oder laufen ins Leere. Es entstehen Resonanzprozesse, die den Dialog, die Kommunikation im Unterrichtsgeschehen oft unmerklich beeinflussen.

„Resonanz ist die besondere Qualität des Kontaktes mindestens zweier Menschen, deren Schwingungen sich beeinflussen."(Baer/ Frick-Baer 2004, S.333f). Dafür müssen LehrerInnen achtsam sein, müssen in ihrer Professionalität neben der Stoff- und Methodenvermittlung den schwierigen Prozess der dreifachen Achtsamkeit leisten (vgl. Baer/Frick-Baer 2002, S.38): achtsam sein für sich, achtsam für die SchülerInnen und achtsam für ihre Beziehung.

„Das, was als Ganzes so groß, so kaum für einen Menschen schaffbar erscheint, eben all das zu verwirklichen, was Kinder und Jugendliche bzw. Menschen insgesamt brauchen, wird in der Abfolge gegenwärtiger Augenblicke, in denen wir denken, fühlen, handeln, hören, sprechen, unseren Körper spüren, miteinander in Beziehung stehen, viel kleiner, viel irdischer."(Langer 1994, S.205f) In der Achtsamkeit für das Jetzt liegt die Chance zur schulischen Veränderung.

2.4.1 Achtsam sein für die Beziehung zwischen LehrerInnen und SchülerInnen

Wenn wir Sie, werte LeserInnen, bitten, für wenige Minuten die Augen zu schließen, auf Ihren Atem zu achten und sich Ihre Schulzeit in Erinnerung zu rufen, wird Ihnen sicher Vielschichtiges in Erinnerung kommen. Vielleicht verändert sich Ihr Atem, wird schneller, unruhiger, vielleicht verändert sich Ihre Körperspannung, Szenen breiten sich vielleicht in Ihrem Inneren aus, Bilder entstehen. In therapeutischen Situationen betreten bei dieser Aufgabe oft Personen den Raum, die eine große Wichtigkeit hatten: Lehrer und

Lehrerinnen. Immer wieder beschreiben Menschen, dass ihr Lernerfolg, ihre Motivation, ja ihre Persönlichkeitsentwicklung maßgeblich von einzelnen Lehrpersonen geprägt wurde. Da wurden plötzlich eigentlich ungeliebte Fächer leicht und verständlich, weil die nette Lehrerin kam, da wurde das Lieblingsfach zum Ort des Grauens durch eine ungerechte Lehrerin. Unterricht ist ein wechselseitiger Beziehungsprozess. Dies, was im Alltagsverständnis sehr selbstverständlich gilt, hat offenbar noch wenig Einzug in die schulische Erfahrung gehalten, geschweige denn in die Lehrerausbildung. Immer noch lernen LehrerInnen zum größten Teil ihre Fächer und bestenfalls Methodengerüste. „Was nützen einem angehenden Lehrer Detailkenntnisse in der Differentialgeometrie, wenn er noch nie einen Schüler mit Rechenschwächen gesehen hat? Was nützt es, wenn ein Student im Examen die Rezeptionsgeschichte Goethes herunterbeten kann, aber nichts über die Konzentrationsschwierigkeiten von Fünftklässlern weiß?" (Stuppe 2002/3, S.79). Auf die Wichtigkeit, nonverbale und körperliche Aspekte, Beziehungsbotschaften in den didaktischen Blick zu nehmen, wird erst in jüngeren Artikeln verwiesen (Kaiser u.a.).

Aus seinen umfangreichen neurophysiologischen Untersuchungen zum Thema Lernen folgt nach Aussagen des Professors für Psychiatrie Manfred Spitzer, „dass der Lehrer (oder die Lehrerin) der mit weitem Abstand wichtigste Faktor beim Lernen in der Schule darstellt. Ob Frontalunterricht oder Gruppenarbeit, ob mono- oder dialogisch: Wichtig ist zunächst einmal, ob sich Lehrer und Schüler gegenseitig schätzen und mögen." (Spitzer 2002, S.411)

Herr Nordmann ist Lehramtsanwärter: Im Fach Musik. Selbstbewusst betritt er seine neue Klasse, die 8b. Die SchülerInnen sind schweigsam, mustern den neuen Lehrer aufmerksam, aber offen. Ohne jede Begrüßung zückt Herr Nordmann seine Unterlagen: „Ich werde heute über Brahms referieren."

Die Klasse, zunächst abwartend, wird zunehmend laut. Herr Nordmann redet ohne Punkt und Komma. Nach etwa 20 Minuten stellt er die erste Zwischenfrage, die von niemandem mehr gehört wird. Einige Schüler klettern unter

das Klavier, ein Schüler kommt nach vorne und schreit: „Wer sind Sie eigent-
lich?" Herr Nordmann findet, dass diese Frage nicht zum Thema gehöre. Pa-
pierflugzeuge sausen an Herrn Nordmann vorbei. Einige Schüler rennen zu
den Djemben und beginnen ein wild-rhythmisches Getrommel. Nach wiederholtem
lauten Schreien nach Ruhe verlässt Herr Nordmann schnaubend den Raum,
türknallend. „Dafür habe ich nicht 18 Semester studiert." Im Lehrerzimmer
erzählt er den älteren KollegInnen wütend seine erste Praxiserfahrung. „Stell
dir vor, du sammelst 18 Semester Wissen und keiner will es hören. So ging es
mir auch mal."

„Das dürfen Sie nicht persönlich nehmen, lassen Sie die Schüler abprallen,
sonst gehen Sie unter." So und ähnlich lauten die Kommentare der altgedienten
KollegInnen. Herr Nordmann quittiert nur 5 Wochen nach Beginn seiner Lehr-
amtsanwärterzeit den Dienst.

Dieses sicherlich nicht alltägliche Beispiel zeigt ein allgemein zu beobachtendes Phänomen: LehramtsanwärterInnen bekommen manchmal regelrechte Praxisschocks, da helfen auch kaum die Kurzpraktika unter der schützenden Hand erfahrener LehrerInnen.

In der Supervision hören wir von schulischen Situationen, die für LehrerInnen unzumutbar sind, in denen SchülerInnen sich respektlos und entwürdigend verhalten. Auch darüber gilt es, sich in Kollegien auszutauschen, sich und seine Würde ernst zu nehmen, gemeinsam gegen Entwürdigung vorzugehen, vielleicht weniger strafend, sondern aufdeckend und im Dialog. Einem offenen Dialog, dessen Ausgang nicht vorher festgelegt ist, in dem LehrerInnen aktiv zuhören, ihr Erleben einbringen, damit die verborgenen Gefühle nicht die heimlichen Regisseure des Resonanzprozesses Unterricht bleiben. Meist tritt in diesen Gesprächen mit hyperaktiven Kindern Un-erhörtes, Überraschendes zutage, vielleicht gibt es ungewöhnliche Ergebnisse.

Fachliches Wissen wird in der Lehrerausbildung immer noch groß geschrieben, der persönliche Kontakt zu den SchülerInnen fällt manchem Lehramtsanwärter und auch gestandenen LehrerInnen schwer. SchülerInnen und LehrerInnen brauchen Echos. „Die menschliche Identität entsteht in der Kindheit wie im Erwachsenenalter immer im Austausch mit anderen. Der Mensch sieht sich immer nur durch die Augen der anderen, der Mensch kann sich als soziales Wesen nie nur selber genug sein, der Mensch bedarf der Spiegelung und Rückmeldung, des Feedbacks der anderen."(Baer 1996, S.8) Wie schade, wenn sich dieses so wichtige Feedback in der Schule auf Zensuren reduzierte (vgl. Barnowski-Geiser 2002).

Spannend ist nicht nur festzustellen, dass LehrerInnen wesentlich an der Identitätsbildung ihrer SchülerInnen beteiligt sind, sondern auch zu verfolgen, welche Qualitäten und Bedeutungen LehrerInnen haben, damit sie die persönliche Entwicklung positiv oder negativ beeinflussen. Ein psychologisch noch weiter zu erforschendes Feld. Franziska von Freeden, Musikerzieherin und Kreative Leibtherapeutin schreibt über ihre Erfahrungen in der Arbeit mit hyperaktiven Kindern:

„Hyperaktiv, das sind die drei Schulkinder in einer meiner Gruppen der Elementaren Musikerziehung an der Musikschule. Zwischen den 4- und 5- jährigen Kindern sitzen sie friedlich und genießen das immer wiederkehrende Begrüßungslied mit den Füßen. In der anschließenden Bewegungsphase rempeln sie keine anderen Kinder, sondern fallen voller Energie gegen die Matratze. Sie rollen als ‚Doppeldecker' über den Boden und legen sich als Unterstes unter den Kinderberg … Wer würde es glauben, dass sie draußen im Vorraum eben noch die Bänke umgeworfen haben, den Lichtschalter bedient und laut brüllend die Eltern übertönt haben. Meine Erfahrung ist, dass diese Kinder merken, ob ein Lehrer authentisch ist oder eben nicht. Sie merken sehr schnell, ob ihr Gegenüber mit ihren Problemen zurecht kommt und ob sie von ihm Verständnis erwarten können. Um zu erfahren, ob die Person ihnen die nötige Sicherheit geben kann, testen diese Kinder ihr Gegenüber gründlich und fordern viele Grenzen heraus. Haben sie genug Sicherheit durch Klarheit und Eindeutigkeit erfahren, so können sie auch Vertrauen fassen." (Freeden 2000, S.13)

Es scheint nach unseren Erfahrungen, besonders im Umgang mit hyperaktiven SchülerInnen, für LehrerInnen darum zu gehen, mehr die eigene Person, das Kennen der persönlichen Wirkung, der eigenen Bedürfnisse, die Bereitschaft, in Resonanz zu treten, in den Vordergrund zu stellen. Auch LehrerInnen, die es ablehnen, in Resonanz zu treten, die sich auf eine fachwissenschaftliche Seite schlagen, die „neutral", „abgegrenzt" und „distanziert" bleiben wollen, lösen bei ihren SchülerInnen Resonanzen aus. Mit dieser Resonanz zu arbeiten, setzt bei LehrerInnenn ein Gespür für sich und andere voraus, das professionell geschult werden muss. In dieser Hinsicht bietet die klassische Lehrerausbildung wenig.

Die Lehrerin und Musiktherapeutin Christiane Hecker sieht die Notwendigkeit der Veränderung von Lehrerfortbildungen angezeigt, da die Belastungen für LehrerInnen, wie in neueren Untersuchungen nachgewiesen wird, in Disziplin- und Beziehungsschwierigkeiten liegen. „Demzufolge müsste sich auch der Schwerpunkt der LehrerInnenfortbildung- und ausbildung verschieben: von der Sach- hin zur ‚Beziehungskompetenz'." (Hecker 2000, S.55)

Hyperaktive Kinder brauchen LehrerInnen, die ihnen einen Beziehungsfaden anbieten, aus dem durch längere Kontaktdauer ein Halteseil werden kann, an dem sich schwingen lässt. So verstanden können Lehrerpersönlichkeiten, die sich und ihre SchülerInnen wahr- und ernstnehmen, echte Bezugspersonen sein und Sicherheit und Orientierung bieten – nicht nur hyperaktiven Kindern.

2.4.2 Achtsam sein für Stimmungen und Atmosphären im Unterrichtsprozess

„Ich halte die Atmosphäre in meiner Schule nicht mehr aus. Alle sind bedrückt und schwer. Im Lehrerzimmer wird extrem leise gesprochen, fast getuschelt,

aber in den Klassenräumen hört man die Kollegen fast nur schreien. Wenn ich
in die Klasse komme, umringen mich die Kinder sofort und rufen: Sie sollen
nicht mehr weggehen, sie sind die einzige Lehrerin, die hier gute Laune hat!
Aber bald verliere ich die auch!", eine junge Lehrerin klagt in der Supervision
ihr Leid.

LehrerInnen kommen mit ihrem Befinden und ihren Stimmungen in den Unterricht. „Die Stimmungen sind wie das Befinden nur selten bewusst und wenn, dann oft nur am Rande. Sie beeinflussen zumeist das konkrete Erleben, ohne klar in den Vordergrund zu treten."(Baer/Frick-Baer 2004, S.90)

Menschen können aus einer Stimmung heraus Atmosphären verbreiten. LehrerInnen und SchülerInnen verbreiten Atmosphären, erzeugen ein Unterrichts- und Lernklima. Diese Atmosphäre wirkt zurück auf das persönliche Befinden, die Stimmung.

Gerade hyperaktive Kinder sind in ihrer besonderen Sensibilitätsbegabung sehr anfällig für Stimmungen und Atmosphären in Klassen und bei Lehrenden. Schlechte Stimmung erzeugt bei vielen ohnehin schon unruhigen Kindern weitere Unruhe. Druckvolle, angespannte und angstbesetzte Atmosphären wirken sich nicht förderlich auf ihr Lern- und Sozialverhalten aus.

Die Schultherapeutin besucht Oliver aus dem 8.Jahrgang in zwei Unterrichtsstunden, da die LehrerInnen ihn nur noch bedingt als regelbeschulbar empfinden. Er macht nach Aussagen der LehrerInnen, was er will und was ihm gerade in den Kopf kommt.

Herr Zander betritt den Raum. Seine Körperhaltung zeigt große Anspannung, die Schultern sind nach links geneigt und hochgezogen, seine Kiefermuskulatur ist in Bewegung, die Zähne zusammengebissen. Herr Zander beginnt, ohne jeden persönlichen Kontakt, gleich mit dem Unterrichtsstoff. Die meisten Kinder haben ihr Material noch nicht ausgepackt, was Herr Zander in scharfem, mühsam beherrschtem Ton bemängelt. Herr Zander hat offenbar eine gereizte Stimmung. Oliver hat unterdessen begonnen, mit Hilfe von Büchern eine

Rennbahn für Glasmurmeln zu bauen. Interessiert beobachtet er den Lauf der Murmel. Herr Zander tritt sehr beherrscht an Olivers Platz. Ohne ihn eines Blickes zu würdigen, entfernt er wortlos eine Glasmurmel. Daraufhin zieht Oliver die nächste Murmel aus der Tasche. Dieser Vorgang wiederholt sich im Verlaufe dieser Stunde fünfmal. Er löst keine Verwunderung bei den MitschülerInnen aus. Auf Befragung der Therapeutin hin äußern die SchülerInnen: „Der macht immer bei Herrn Zander, was er will."

Herr Zander äußert nach der Stunde, dass er sehr stolz sei, dass Oliver ihn nicht mehr provozieren könne und er für ihn nicht mehr erreichbar sei. Oliver gibt an, dass er darauf warte, dass Herr Zander endlich platze, dann sei wenigstens Ruhe. In der nächsten Stunde bei Frau Reul zeigt sich Oliver von einer völlig anderen Seite. Nach einer persönlichen Ansprache durch Frau Reul setzt er sich auf seinen Platz und möchte ihr seine erledigten Aufgaben zeigen. Die Lehrerin wirkt ruhig und entspannt. Oliver arbeitet ohne Extraaufforderung an seinen Aufgaben, er spielt nicht in dieser Stunde. Er ist hochkonzentriert bei der Sache, Frau Reul berührt ihn einige Male während der Stunde bestätigend. In den letzten zehn Minuten wird er unkonzentrierter, als er bei der Gruppenarbeit alleine an seinem Platz sitzen muss. Er versucht von diesem Platz aus, mit seinen MitschülerInnen Kontakt aufzunehmen.

Beide LehrerInnen bezeichnen Olivers Verhalten in den beobachteten Stunden als typisch. Herr Zander unterrichtet Olivers Lieblingsfach, Frau Reul ein von ihm weniger gemochtes Nebenfach. Oliver, sehr von häuslichen Spannungsfeldern geprägt, scheint auf die Faktoren Stimmung und Spannungsmaß besonders zu reagieren. Es ist wichtig, dass die Lehrer sich mit der Therapeutin über ihre Beobachtungen austauschen und voneinander profitieren können. In der Lernberatungskonferenz kann Frau Naumann zusätzlich beitragen, dass es besonders gut klappt, wenn sie Oliver hilft, sein Material zurecht zu legen, und ihn berührt, bis er sich auf das Unterrichtsgeschehen einlässt. Frau Koch berichtet, dass es, wenn sie in ihrer Verzweiflung laut wurde, ganz unmöglich wurde zu unterrichten, da Oliver dann aus dem Raum gelaufen sei und sich auf dem Gelände versteckt habe. Hier kann die Therapeutin mit Olivers Einverständnis etwas zu seiner Entwicklung und Lebenssituation sagen. Massive

häusliche Spannungen mit teilweise gewalttätigen Ausbrüchen des älteren sucht-
kranken Bruders führen zu Dauerängstlichkeit, die mit Unruhe und Flucht-
verhalten kompensiert werden soll. Anklänge an „gewalttätiges Verhalten"
wirken wie Trigger, lösen also bei Oliver Angst aus, die zu Fluchtverhalten
führt. Angst ist offenbar die Triebfeder für scheinbar ungezogenes Verhalten.
Diese Beobachtung wird durch andere LehrerInnen bestätigt. Eine weitere
Entspannung der Situation tritt nach gemeinsamen Gesprächen zwischen Herrn
Zander, der Therapeutin und Oliver ein. Des Weiteren wird Oliver zugestan-
den, bei auftretender Unruhe, die er in den Gesprächen als „Rappel" bezeich-
net, malen zu dürfen. Der Klasse wird diese Ausnahmeregel als Herrn Zanders
Entscheidung mitgeteilt. Damit kann er sich in den nächsten Wochen noch
mehr beruhigen ...

2.4.3 Achtsam sein für Erregungs- und Spannungsverläufe

Treffen LehrerInnen auf hyperaktive SchülerInnen mit einer hohen Erregungskontur, deren Erregungsverlauf sich etwa regelmäßig, vielleicht scheinbar grundlos stetig steigert, kann es zu sich
verstärkenden Resonanzen kommen, sprich: es knirscht im Klassenraum. Gereiztheit regiert, Spannung steigt, Entladung wird gesucht. Unterrichten ist kaum noch möglich.

Yves ist Schüler der 6. Klasse. Er mag seine Kunstlehrerin, Frau Rosen, sehr.
Schon bevor Frau Rosen die Klasse betritt, rennt Yves auf den Flur und möchte
ihr ihre Tasche abnehmen. Diese fällt ihm kurz vor der Tür aus der Hand, da
er mit der linken Hand einem Schüler noch einen freundlichen Puff mitgeben
möchte. Als er die Tasche eilfertig aufheben will, reißt er rückwärts eine Jacke
herunter, die einem Mitschüler gehört. Versehentlich tritt er auf diese Jacke, die
nun einen dunklen Fleck aufweist. Der Jackenbesitzer wird von den anderen
Kindern informiert, dass Yves auf seiner Jacke herumgetrampelt habe. Lautes
Geschrei! Yves ist aber schon unterwegs in Richtung Hausmeister, er hat gehört,
dass keine Kreide mehr in der Klasse sei, und die braucht Frau Rosen ja. Als er
rennend und mit hochrotem Kopf in die Klasse kommt, sitzt jemand auf sei-

nem Platz. Yves hört Frau Rosens Frage, was er hier heute eigentlich schon wieder mache, nicht, sondern rüttelt den auf seinem Platz sitzenden Schüler. Geschrei des Geschüttelten. Yves seinerseits schüttelt nun seinen Tascheninhalt auf die Erde, da er seine Kunstsachen sucht und die mit an einen anderen Platz nehmen will. „Was machen wir denn heute?", schreit er. „Komm, Yves", sagt Frau Rosen, „nimm erst mal deine Knete und morgen in der Klassenrats-stunde klären wir, was eigentlich los ist!"...

Die Stunde mit seiner Lieblingslehrerin hat Yves in freudige Er-regung versetzt. Diese Erregung erzeugt Unruhe, die sich in hekti-schen Aktivitäten äußert. Yves handelte in lauter „guten Absich-ten", wie er später erklärt, fühlt sich darin nicht gesehen und unver-standen. Dies führt dazu, dass er im Unterricht, selbst bei seiner Lieblingslehrerin, nicht mehr aufmerksam sein kann, zu sehr ist er mit seiner steigenden inneren Erregung beschäftigt, die Spannung steigt. Frau Rosen kennt Yves schon länger und hat mit ihm in regelmäßigen Gesprächen Verhaltensverabredungen gefunden, an die er sich meist auch in schwierigen Situationen hält. Frau Rosen ermöglicht einen Ausstieg aus dem Spannungs-Anstieg, in dem sie Yves, wie vorher mit ihm verabredet, ermöglicht zu kneten, um seine erste Spannung ein wenig loszuwerden. Sie stellt ein Gespräch für den nächsten Tag, zum fest verabredeten Termin, in Aussicht. Manchmal darf er auch bei der Diskussion mit der Klasse im Raum umhergehen. Dann macht Frau Rosen ihm und der Klasse deut-lich, dass es sich um eine Ausnahmesituation und besondere Rege-lung handelt. Alice, mit ähnlich problematischem Verhalten, darf, wenn sie unter Druck steht, malen und schreiben. Briefe, die Frau Rosen im Anschluss lesen und zu einem fest verabredeten Termin mit Alice besprechen wird. Früher in der alten Schule hat Alice in diesen Situationen andere Kinder gebissen und gekratzt. Frau Ro-sen macht in ihrer Klasse gute Erfahrungen mit individuellen Hilfs-mitteln, um der Erregung und Spannung einen Raum zu geben und sie gleichzeitig auszuagieren.

2.5 Vierter Schritt: Andocken – „mit" statt „über" SchülerInnen sprechen

Fast jeder Weg, Unterrichtssituationen fruchtbarer werden zu lassen, führt über das Gespräch zwischen LehrerInnen und SchülerInnen. Ritualisierte Einrichtungen wie Klassenratsstunden, Tischgruppengespräche, die Montagmorgenrunde u.a. haben sich als gute Hilfen im Schulalltag erwiesen (Friedrich/Kleinert 1997, Brettschneider 2000). Wir betrachten SchülerInnen grundsätzlich als kompetent, sich zu ihrer schulischen Situation und ihrem Lernverhalten zu äußern. Vielleicht wenden LehrerInnen nun ein, dass man gerade mit hyperaktiven Kindern nicht sprechen könne. Dies hat sich in unserer Praxis als TherapeutInnen und LehrerInnen so nicht gezeigt. Manchmal erfordert es einen anderen Raum, in dem die Ablenkung geringer scheint, ein „Raus aus der Unterrichtssituation", ein „Raus aus dem Raum der Anspannung hinein in eine geschützte Gesprächszone". Auf jeden Fall erfordert es ein Andocken durch LehrerInnen, das heißt ein Bemühen, interessiert Kontaktfäden zu spinnen und mit dem Kind mitzugehen statt mit Vorwürfen oder Zurechtweisungen einzusteigen. Gespräche können auch im Gehen stattfinden oder im Spiel, was hyperaktiven Kindern sehr entgegenkommt und doch oder gerade zu wichtigen und überraschenden Ergebnissen führen kann.

Alex ist zum Gespräch mit der Lehrerin bestellt. Sie gehen in den schulischen Förderraum für unruhige Kinder. Sofort nimmt Alex einen Ball und wirft ihn gegen die Wand. Die Lehrerin beginnt mitzuspielen und steigt in diesem Spiel in den Dialog ein, der sich zwischen die Ballwechsel arrangiert. „Alex, ich sorge mich darüber, wie du dich in meinem Unterricht verhältst. Mein Eindruck ist, dass du nichts mitbekommst von dem, was du lernen sollst!" Alex hält kurz inne. „Stimmt! Obwohl ich eigentlich gerne bei Ihnen Unterricht hab, aber ich kann einfach nicht aufpassen." „Was brauchst du, damit du aufpassen kannst?", fragt die Lehrerin, weiter Ball spielend. Eine Zeit lang wirft Alex nur, denkt offenbar nach. „Freunde! Weil ich keine hab, muss ich auch im Unterricht eigentlich immer noch Freunde finden! In den Pausen sind die ja immer schon ohne mich weg!" Alex wird rot. „Doof, ne!" „Nee, find ich nicht! Und was noch?", fragt die Lehrerin. Hochkonzentriert auf die Wand zielend, sagt er: „Liebe, von meiner Mutter, dann wäre es besser." Die Lehrerin ist ziemlich überrascht über all das, was sie im Spiel von Alex erfährt, sieht aber nun klarer, wohin ihre nächsten Schritte in Richtung Alex gehen werden. Alex braucht eine Gruppe, in der seine Sozialkompetenz gestärkt wird und ein Gespräch mit ihm und seiner Mutter steht auch an. Nach regelmäßigen 10-minütigen Treffen in der vorab beschriebenen Weise wird die Situation mit Alex in ihren Stunden deutlich besser.

Offenbar fühlt sich Alex durch das Mitspielen seiner Lehrerin ernst genommen und akzeptiert. In Bewegung sein zu dürfen, erleichtert den Wortfluss, eine Beobachtung, die wir häufig bei hyperaktiven Kindern machen.

Hier noch einige Fragen, die sich als hilfreich in Gesprächen mit unruhigen SchülerInnen erwiesen haben:

- Was brauchst du, um im Unterricht ruhig arbeiten zu können?
- Wie kann ich dich dabei unterstützen?
- Wer kann dir sonst noch helfen, hast du Unterstützung?
- In welchem Fach klappt es gut, in welchem gar nicht?
- Woran liegt das?

Auch Gespräche mit den Eltern sollten, wenn irgend möglich, mit den SchülerInnen zusammen geführt werden. Hier bilden sich Gesprächsmuster und eingefahrene Verhaltensweisen zwischen Eltern und Kindern am deutlichsten ab, Atmosphären werden spürbar, die LehrerInnen nutzen können, um hilfreich auf dem Weg aus der Not zur Seite zu stehen. Oft ist auch der Blick der Eltern einseitig auf die Versagensseite gerichtet, hier kann die Frage: „Was schätzen Sie an Ihrem Kind?", neue Perspektiven eröffnen.

2.6   Fünfter Schritt : Gestalten – Tipps zur Unterrichtsorganisation

Nach unseren Erfahrungen brauchen hyperaktive SchülerInnen in der Schule vor allem dreierlei: Sicherheit, Klarheit und Bindung. LehrerInnen sollten nur Verhaltenswege und Methoden ausprobieren und anwenden, die sie sicher und klar vertreten können. Auch auf die Gefahr hin, dass wir uns wiederholen: Alle von uns hier aufgezeigten „Tipps" bleiben erfolglos, wenn sie nicht individuell angewendet werden, in den Situationen und auf die Weise, wie es für SchülerInnen und LehrerInnen stimmt. Auch hier gilt es für Lehrerinnen, die eigene Person und die des Schülers/der Schülerin in den Blick zu nehmen. Alles, was im Kontakt zwischen diesen beiden Menschen nicht stimmig erscheint, ist in seiner Wirksamkeit zum Scheitern verurteilt. Als günstig erwiesen hat sich:

- ein ritualisierter Tagesbeginn mit Frühstück zu Hause
- ein Morgenritual zur Begrüßung in der Klasse (besonders bei jüngeren SchülerInnen)
- persönliche Ansprache durch die LehrerInnen
- Materialkontrolle zu Beginn jeder Stunde, Hilfe durch Schüler als Materialpaten
- eine kurze, präzise Arbeitsanweisung mit klarem Aufforderungscharakter
- beim hyperaktiven Schüler/bei der Schülerin nachfragen, ob er/sie die Arbeitsanweisung verstanden hat
- Anfangshilfen vor dem Einstieg in die Arbeit anbieten
- Strukturpunkte als Orientierung bei längeren Aufgaben aufzeigen
- Tages- statt Wochenpläne, individuelle Aufgabenstellungen als Übergangslösung
- Berührung

- ein Sitzplatz in Lehrer-Input-Nähe mit geringer äußerer Ablenkung (also nicht mit Fensterblick oder Sicht auf die MitschülerInnen)
- ein fester Platz (diesen Platz auch bei anderen Arbeitsformen beibehalten, keine wechselnden Sitzsysteme)
- lange Zeit allenfalls Partnerarbeit probieren, nicht Gruppenarbeit oder Projektteam
- eine Tobezone (z. B. Yogamatten) im Klassenraum einrichten und sie nach klar verabredeten Regeln nutzen
- die 5-Minuten-Pause als aktive Bewegungs-, nicht Stillsitzzeit
- Rückzugsmöglichkeiten im Schulgebäude (unbedingt bei Ganztagsbetreuung)
- Einzel- und /oder Gruppenförderung zum sozialen Lernen durch schulinterne oder externe Spezialkräfte (finanzielle Unterstützung durch Förderverein erfragen)
- eine schulinterne Laufbahnberatung, die kreative, bewegungs- und handlungsorientierte Fächer in den Blick rückt, die nicht durch Arbeitsgemeinschaften und Wahlpflichtbereich zusätzlich kognitiv überfrachtet ist, also eher Kunst, Musik, Arbeitslehre statt Naturwissenschaften oder eine weitere Fremdsprache
- nach Stärken forschen und diese präsentieren lassen, z. B. in Assemblies oder Klassenaufführungen
- möglichst viel Unterricht über mehrere Jahre bei einem Bezugslehrer/einer Bezugslehrerin
- hyperaktiven Schülern fest verabredete Einzeltermine anbieten
- mit dem veränderten Blick der Achtsamkeit kleine Erfolge und erste Veränderungen angemessen würdigen

Und für LehrerInnen:
- Intervision
- Supervision
- sich fächerübergreifend über SchülerInnen austauschen
- Fortbildung in den Bereichen Arbeit mit hyperaktiven SchülerInnen und Beziehungskompetenz

- Schutzzonen wie Entspannungsräume und Ruhezonen
- Entlastung, Anerkennung und Würdigung durch die Schulleitung
  für zusätzlich geleistete „Sozial- oder Betreuungsarbeit"

2.7.1 Schlussbetrachtung

Schulische Arbeit für hyperaktive SchülerInnen und ihre LehrerInnen fruchtbar zu gestalten, ist kein leichtes Unterfangen. Im Angesicht leerer Staatskassen und einer schwierigen gesellschaftlichen Situation muss viel in Eigenleistung der LehrerInnen erfolgen. Sollte diese Investition für LehrerInnen in einer höheren persönlichen und beruflichen Zufriedenheit münden, so hätte sie sich als lohnenswert erwiesen – für ihre SchülerInnen allemal. Ohne in einseitige Kausalitätszuschreibungen zu verfallen und bei aller Bewusstheit für bemühte gängige Klischees möchten wir das letzte Zitat für sich sprechen lassen. „Lehrer, Rektoren und Kultusbeamte quer durch die Republik erzählen die gleichen Geschichten von Schülern, die alles haben, tolle Klamotten, neue Computer, üppiges Taschengeld, alles – außer Ruhe, Zeit und Zuwendung." (Neumann 2002, S.60)

Musik in der Therapie mit hyperaktiven Kindern und Jugendlichen

Klangbotschaften – Innenansichten – Resonanzen

Waltraut Barnowski-Geiser

Prolog

Wenn ich an Musiktherapie mit hyperaktiven Menschen denke, so fallen mir sehr unterschiedliche Kinder und Jugendliche, ihre Geschichten und Klänge ein...

Ich denke an Swen[2], der keinen Ton spielen und sagen möchte, weil „eh alles scheiße ist oder scheiße wird, ich klinge einfach scheiße"...

Ich denke an Lasse, der sofort alle Instrumente gleichzeitig aus den Regalen fegt, um dann festzustellen, dass die alle langweilig sind, und darüber ganz unglücklich wird, weil „das ist wie immer! Und kaputt krieg ich auch alles!". Seine Verzweiflung tönt nun zart auf der japanischen Holzflöte, kaum hörbar...

Ich denke an Hassan, der seine Wut über den Verlust seines Heimatlandes auf der E-Gitarre so laut und intensiv klingen lässt, dass es Beschwerden von unseren Raumnachbarn gibt...

Ich denke an die Gruppe von 14-15-jährigen hyperaktiven Jungen, die den Wunsch äußern, wie eine Band zu proben. Die Schlagzeuge und E-Gitarren tönen, lauter und lauter, härter, frustrierter. Einsamkeit betritt den Raum, die Unmöglichkeit, in Kontakt zu treten, liegt quälend über der neuen Gruppe. Streit nun. „Du spielst

---

[2]Alle Namen geändert. Und auch die sonstigen Daten sind so verändert, dass ein Wiedererkennen der Person von Bekannten rein zufällig wäre.

falsch, nein du... Du bist zu laut!" „Na toll, immer bin ich zu laut, hier auch schon wieder. Dann kann ich ja gehen!" Gespräche werden immerhin möglich, Zorn muss hörbar werden, ehe nach vielen Stunden für Augenblicke musikalischer Kontakt entsteht. Und dieser Moment ist dann offenbar so berührend, dass nun nicht mehr Musik gemacht, sondern lieber wieder gekämpft werden soll ...

Ich denke an Hannah, die in den ersten Stunden kaum eine Minute still sitzen kann, weil sie permanent laufen und Instrumente ausprobieren muss, und die erst über eine Musik von der CD „die Ruhe findet, die ich", wie sie sagt, „schon so lange suche". Tränen fließen. „Ich bin über so viel traurig, davor hau' ich einfach immer ab."...

Ich denke an den 13-jährigen Felix, der andere Kinder verprügelt, „ausrastet", wie seine Lehrerin es beschreibt, „total die Kontrolle verliert". „Das mache ich nur, wenn ich keine Chance mehr habe, wenn alle mich einkreisen!", sagt er. „Und was kann da helfen?", fragt die Therapeutin. „Dinos!", sagt er wie aus der Pistole geschossen und strahlt. Glückselig stellt er in dieser ersten Stunde seine inneren Helfer, die mächtigen Dinos, mit Instrumenten vor und lässt sie, präzise benannt und beschrieben mit hochkomplizierten Namen, erklingen. Dunkel-drängende Klänge der Basstrommel nun. Bedrohliches hört Felix. „Der Dino, der..., der ist erst nett zu den Kindern und dann, wenn sie größer werden, wenn sie Fehler machen, dann schlägt er sie. Warum, weiß man nicht genau, der ist so veranlagt." „Und das kennst du?" fragt die Therapeutin vorsichtig. „Genau so hat mein Vater das mit mir gemacht. Wenn ich was falsch gemacht habe, gab es Haue und ich wurde in den Keller gesperrt."...

All diese Kinder und Jugendlichen tragen in ihrer großen Unterschiedlichkeit, mit ihren individuellen Biographien, ihren individuellen inneren und äußeren Klängen den Begriff „hyperaktiv" - gemeinsam ist ihnen ihr individuelles Leiden an sich und anderen.

1   Arbeit mit musikalischen Parametern

1.1   Von hektischen Zeiten, schnellen Tempi, coolen Rhythmen und schläfrigen Pausen

„Halte mal. Riechst du das? Es riecht nach Glück. Das ist Griechenland. Die Menschen sind bedächtig, sie nehmen sich die Zeit, uns beim Vorbeifahren zuzuschauen, sie atmen tief durch. Siehst du, Momo, ich habe mein ganzes Leben lang hart gearbeitet, habe mir viel Zeit dabei gelassen, ich wollte keinen Umsatz machen oder die Kunden Schlange stehen sehen, nein. Die Langsamkeit, sie ist das Geheimnis des Glücks."(Schmitt 2003,S.83)

Eric Emmanuel Schmitt lässt seinen Protagonisten Monsieur Ibrahim die Langsamkeit als Schlüssel zum Glück definieren. Diesen Schlüssel scheinen hyperaktive Kinder nicht zu besitzen. Schnell ist das Zauberwort. Und das haben TherapeutInnen und KlientInnen gemeinsam: sie sind beide Kinder einer schnelllebigen Zeit. Und tragischer Weise hat gerade die Möglichkeit, mit den ADHS-Medikamenten schnell eine Menge Geld zu verdienen, dem Aufmerksamkeitsdefizit eine Menge Aufmerksamkeit entgegengebracht. „In den allermeisten Fällen handelt es sich also nicht um medizinische Krankheitsbilder, sondern um ,ins Stocken geratene Prozesse', Notsituationen ... Der Maßstab der Störung liegt demnach im Kind und seinem Selbsterleben im sozialen Umfeld begründet. Dieser Zusammenhang von affektivem Klima und individueller Entwicklung bzw. Entwicklungshemmung findet leider nicht die ihm gebührende Beachtung. Sollte man hier nicht fairerweise auch von einer Aufmerksamkeitsstörung sprechen?"(Gerspach, in: Passolt 2004, S.48)

Wenn man hyperaktive Kinder mit einem Zeitmaß beschreiben möchte, so fallen einem sicher solche ein wie „vivace" (lebendig), „presto" (schnell) und das kaum noch für möglich gehaltene „accelerando" (schneller werdend). Es kann eine spannende Übung sein, Rhythmen in unterschiedlichen Tempi nachspielen zu lassen und individuelle Vorlieben zu benennen. Langsamere Tempi, wie etwa „adagio" (gemächlich), erscheint den meisten hyperaktiven Menschen öde, ja unaushaltbar. Das typische eigene Tempo vorspielen zu lassen und mitzuspielen, führt oft zu überraschenden Erkenntnissen. „Oh Gott, da kriege ich ja keine Luft mehr!" „Da wird man ganz kopflos." Und die Frage, ob dieses hohe Tempo für irgendetwas gut ist, wird mit Kommentaren beantwortet wie: „Dann muss ich nichts merken!" „Langsam ist traurig!" „ Voll Action!" „Wenigstens nicht langweilig!" Langsamer werden bedeutet oft, mit sich in Kontakt zu kommen, einen Spannungsabfall, der wie die Pause unmittelbar mit schlafähnlichen Zuständen verbunden wird. „Ohne Pause gibt es keine Dynamik – sie ist die rhythmische Partnerin der Aktivität, wie der Schlaf derjenige der Wachheit ist. Die Pause ist also nicht bloß der Zwischenraum von zwei Ereignissen, sondern selbst ein Ereignis. Wer sie nicht so behandelt, verliert die Energie für die Ereignisse zwischen den Pausen." (Hegi 1997, S. 127)

Costa hat wahllos Instrumente probiert, er wirkt missmutig, legt sich auf die Matten. Er sei müde, äußert er. Er habe jetzt Kopfschmerzen, er sei sich selbst zu schnell und zu laut. Die Therapeutin schlägt ihm vor, dem Kopf zuzuhören.

„Der Kopf will Ruhe."
Die Therapeutin: „Na, dann mach das!"
Während sie das sagt, klettert er schon wieder zu den Bilderbüchern und nimmt achtlos das Buch „Die Königin der Farben" zur Hand. Er blättert es in höchstens einer Minute durch und kann den Inhalt wiedergeben. Dazwischen referiert er wieder irgendwas. In der Resonanz spürt die Therapeutin Schwindel, Ruhelosigkeit und Anstrengung. Sie äußert dies als Sharing (Ich-Botschaft)

*und regt ihn an, sich wie beabsichtigt mit seinem Kopf zu beschäftigen. Costa
sinnt.*

*Er möchte dem Kopf Ruhe geben, indem er unter eine Decke kriecht. Er-
zählt. Seine Farbe der Ruhe sei auf jeden Fall schwarz. Und das sei schön.
Nichts hören und sehen. Er möchte nun fünf Minuten still sein. Die Therapeutin
soll die Zeit stoppen, was sie tut. Er wird tatsächlich still und kriecht nach den
verabredeten fünf Minuten auf ein Zeichen der Therapeutin glücklich strah-
lend unter der Decke hervor. „Das war schön. Richtig schön still! Nächstes Mal
mach ich zehn Minuten, dann können Sie wieder stoppen!"*

*Diese „schöne Stille" will er auf Anregung der Therapeutin als Klang auf
der Trommel nachspielen. Sehr strukturierte Klänge erfüllen den Raum. „Daran
muss ich abends denken!", sagt er, „Ich kann nämlich nie einschlafen! Ich will
endlich Schlaftabletten!" „Was machst du, wenn du nicht schlafen kannst?"
„Heimlich Computer spielen, manchmal bis drei Uhr nachts! Ich möchte endlich, dass die Nacht Tag ist und der Tag Nacht!"*

Die Loslösung von festen Rhythmen und Ritualen führt zu Zuständen permanenter Unsicherheit, der Rhythmus des Sozialen löst
sich auf, Ordnung muss individuell täglich neu erfunden werden.
„Familien mit halbwüchsigen Kindern und einem Fernsehapparat
mit 53 Programmen stellen zweifelsohne die geeigneten Studien-
objekte für Belastungsanalysen postmoderner Zeitkoordination dar.
Sie erleben den Widerspruch zwischen dem Glück, das ihnen durch
die vielen Möglichkeiten offeriert wird, und ihrem eigenen Unglück-
lichsein, wenn sie diese Möglichkeiten nutzen wollen." (Geißler 1999,
S. 111)

Ruhigere, langsame Trommelrhythmen und Pausen verlangen hyperaktiven Menschen mit der oft unterentwickelten Impulskontrolle
viel ab und sind doch eine gute Chance, sie auf kreativem Wege als
eine Wahlmöglichkeit zu entdecken. „Lasst einen Grundschlag
durchlaufen und nehmt euch vor eurem nächsten Schlag auf die
Trommel jeweils einen Atemzug Zeit." „Warte bis zu deinem nächsten Schlag auf die Trommel, solange, wie du gerade noch kannst!"

„Spiele einen Tropfen in einer Tropfsteinhöhle, die Tropfen fallen ganz selten. Spiele so oft wie nötig!"

Gerade Musiktherapie bietet vielfältige Möglichkeiten, sich mit seinem Rhythmus, seinem Tempo und den Wahlmöglichkeiten auseinander zu setzen, zum Beispiel seine Langsamkeit zu entdecken, um im nächsten Moment vielleicht wieder schnell werden zu dürfen. Alles „immer, überall und sofort" beschreibt K.H. Geißler als Motto der angebrochenen Postmoderne. „Es besteht ein Zusammenhang zwischen Störungen im rhythmischen Lebensablauf und modernen Zivilisationskrankheiten. All die menschlichen Schicksale wie beispielsweise Fettleibigkeit, Herzkrankheiten, Atem- und Gefühlsflachheit, Schlafstörungen, Sucht, Depression und Suizidalität sind vergleichbar mit einer Trommel, deren Fell so lange gegen ihre eigene Schwingung geschlagen wird, bis dieses reißt. Die Trommel existiert noch, aber sie klingt nicht mehr. Das gerissene Fell, die Krankheit zeigt in jedem Fall, dass ein Lebensrhythmus neu gefunden werden muss."(Hegi 1997, S. 35) Diesen Lebensrhythmus müssen auch hyperaktive Kinder und Jugendliche wiederfinden oder erstmals entdecken. Rhythmische Prozesse ermöglichen ein neues Erleben zwischen vorgegebener Struktur und freier Improvisation, zwischen Aktivität und Ruhe, nur „cool" müssen sie halt sein. Oft bieten sich einfache RAP-Grooves an, rhythmisch-witzige Sprechgesänge, die aus der Situation entstehen. Auch die afrikanische Welt hält für Kinder spielbare Rhythmen bereit.

Wichtig kann es in einer musiktherapeutischen Rhythmusgruppe sein, das Entstehen des Grundschlags in den Blick zu nehmen, einen „Gruppenpuls" zu finden. „Je länger das Verharren in der Verschiedenheit durchgehalten werden kann, desto deutlicher wird das Phänomen des kollektiven Grundschlags... So erfahren wir die wichtige Einsicht, dass das Gemeinsame einer Gruppe am stärksten wird durch das Erlebnis der Eigenart jedes Einzelnen."(a.a.O., S. 49) Wer sorgt dafür, dass der Grundschlag durchläuft, wer verschafft den anderen die Freiheit und den Boden zu improvisieren – dies wird in der Arbeit mit hyperaktiven Kindern und Jugendlichen zu Anfang oft der/die TherapeutIn sein müssen. Die Erfahrung, dass andere Menschen sich auf sie verlassen wollen und können, ist meist für Kinder mit Hyperaktivität eine unbekannte. Sie brauchen selber zunächst die Erfahrung, Boden zu bekommen, bevor sie nach langen Prozessen auch Boden und Halt im Trommeln anbieten können. Die rhythmische Arbeit bietet somit ein gutes Spielfeld für ein „ernstes" Beziehungsthema.

1.2 „Hinten ist vorn und vorn ist hinten und ich weiß gar nichts mehr!" - von Tempo und Richtung

Zerlegt man eine Aktion oder Handlung in mindestens drei Phasen, eine Initial- oder Anbahnungsphase, eine Aktions- und eine Integrations- oder Schlussphase, so fällt auf, dass hyperaktive Kinder und Jugendliche sich von einer Aktionsphase zur nächsten zu bewegen scheinen und die anderen Phasen auslassen oder überspringen. Dies ist wahrscheinlich ein Puzzlestein zum Verständnis für das hohe Tempo, das ihre Umwelt empfindet.

Dies gilt es in der therapeutischen Arbeit zu spiegeln, um die ausgelassenen und übersprungenen Phasen mit in den Blick und in das Handeln zu bringen. Hilfreich können hier Fragen sein wie: „Spiel doch mal, was dir durch den Kopf geht, bevor du das jetzt tust." „Gönn dir ein paar Atemzüge, bevor du das Instrument in die Hand nimmst." „Nimm erst Kontakt mit den Händen zum Fell auf, bevor du trommelst!" „Geh einen Schritt zurück, bevor du in den Kampf gehst!" „Finde eine angemessene Schlussmusik für das, was du gerade gemacht hast!" Es scheint ungeheuer schwierig für hyperaktive Kinder und Jugendliche zu sein, bei einer Sache mit all ihren Phasen zu verweilen oder eins nach dem anderen zu tun. Sie sind damit oft so schnell, dass sie für andere Menschen unverständlich oder unhöflich wirken.

Die Jungen in der Gruppe für hyperaktive Kinder wollen Höhlen bauen. „Ja, mit Gruseln!", ruft Lukas begeistert. Er sprudelt nur so über vor Gruseligem, von Ratten unter Spinnweben in verlassenen Höhlen, von abgehackten Händen, und ruft immerzu: „Scream!" Die anderen Jungen bauen die Höhle auf und die Therapeutin findet Lukas fast unsozial, da er die anderen arbeiten lässt, während er, mutwillig(?), ein Instrument „zerstört", auseinander baut. Die Therapeutin hält ihre Eingreifimpulse zurück und lässt ihn noch ein Stück werkeln. Lukas strahlt sie nun an: „Das ist die Glocke (er hält eine Pipedreamglocke hoch), die von der Wand herunterhängt und am <u>Ende</u> gruselige Töne macht." „ Welch tolle Idee!", äußert die Therapeutin. „Du bist schon bei dem, was am Ende passiert, Lukas, trotzdem muss ja erst mal die Höhle gebaut werden." Sofort beteiligt er sich am Aufbau...

Die kleine Szene mit Lukas verdeutlicht, wie schnell und weit die hyperaktiven Kinder oftmals denken, aber damit ihre Umwelt überfordern. Immer wieder werden hyperaktive Kinder durch ihre Schnelligkeit und dadurch, dass sie nach vorne springen, eingestuft, als wären sie nicht bei der Sache. Sie sind jedoch sehr „dabei", aber eben manchmal meilenstiefelweit voraus.

Lukas erzählt im Laufe der nächsten Gruppenstunde, dass er ganz schlecht in Deutsch sei, da er keine Geschichten schreiben könne. „Woran liegt das?", fragt die Therapeutin nach. „Ich habe keine Fantasie!", äußert Lukas frustriert. Die Therapeutin ist überrascht. „Ich krieg keinen Anfang!", sagt er.

„Hinten ist vorne und vorne ist hinten und ich weiß gar nichts mehr!" Die Therapeutin schlägt eine Übung für die Gruppenstunde vor, die etwas mit Fantasie zu tun habe.

Die Therapeutin spielt Debussys „Dialogue du vent et de la mer" ein, die Jungen liegen auf ihren Wunsch hin entspannt auf den Matten und malen sich in ihrer Fantasie einen passenden Film zur Musik aus. Die in ihnen entstandene Handlung malen sie auf Karten, indem sie für Handlungsschritte Symbolkarten entwerfen. Anschließend legen sie diese richtungs- und positionsge-

bend in den Raum, also Filmanfang, die Mitte, den Schluss, Vordergrund, Hintergrund.

„Das ist aber gut!", sagt Lukas, „Jetzt habe ich nicht so viel Stress, weil ja, egal, was ich jetzt alles denke, immer noch auf den Karten ist!" Mit dieser Methode geht ihm offensichtlich der Anfang nicht verloren und er kann dennoch zuerst einmal die Spannung des Schlusses loswerden. Damit stellen sich Raum- und Zeitorientierung wieder ein, eine Voraussetzung, um Geschichten und Abläufe zu sortieren. Bei einer Klassenarbeit möchte er diese Methode „höchstens anwenden, wenn die Mitschüler das nicht sehen, die denken sonst, ich bin noch in der Grundschule!", äußert er, sich räuspernd und mit den Augen nervös flackernd.

Die Therapeutin stellt fest, dass Lukas, genau wie letztes Mal beim Bau der Höhlen, eigentlich nicht keine, sondern eher sehr viel Fantasie und vielleicht mehr ein Problem mit dem Sortieren der vielen Ideen habe. „Das stimmt eigentlich, ich wusste das nur noch nicht. Na, da kriegen wir ja mal was Hoffnung!" Lukas klopft seinem Nachbarn Max, der über das gleiche Deutschproblem klagt, jovial auf die Schulter.

Beobachtet man hyperaktive Kinder in ihrer Bewegungsrichtung, so scheint es ein fortwährendes „nach-Vorne" zu geben. Stillstand wird häufig förmlich als unaushaltbar empfunden, Rückwärtiges ist weniger im Blick, kann aber eine mächtige Triebfeder oder Unruhemotor sein.

Lukas, bisher hier als Gruppenteilnehmer beschrieben, bittet um eine Einzelstunde. Die Therapeutin ist gespannt auf sein Anliegen. Durch den Raum laufend sagt er, dass er komme, weil er die Ruhe so gar nicht mehr finde. Auch nicht mit den Tabletten. Irgendwie würde die Unruhe gar nicht mehr stoppen. „Dann stoppe doch hier jetzt mal und finde erst mal einen Punkt im Raum, an dem du jetzt gerne stehen möchtest."

Lukas probiert ein paar Positionen aus. In Wandnähe stehe er richtig, lugt dabei rückwärts über die Schulter.

„Was ist im Rücken?"

„Normal, ich guck da nur hin."

„Ich schlag dir vor, mal einen Schritt zurück zu tun und mal zu spüren, was denn da hinten ist." Lukas macht einen großen Schritt zurück.

„Normal", sagt er, „braun eben. Langweilig, wie mein ganzes Leben!", und schluckt recht aufgeregt.

„Spiel doch mal, wie das klingt!"

Schnell greift er zum Gong und laute Töne erklingen, die auf die Therapeutin sehr drängend, fast beängstigend wirken. Die Therapeutin äußert diese Resonanz.

„Ja, Sie haben bestimmt den Unfall gehört, als ich fünf war. Boing, Auto voll Schrott."

Lukas blinzelt aufgeregt mit den Augen.

„Und das, wo ich aus dem Einkaufswagen geflogen bin, voll in die Scherben. Seitdem kribbelt ja mein Bein immer, voll taub, und das Gesicht. Aber nur ein bisschen. Seitdem ist das alles so braun, so normal eben!"

„Und jetzt?", fragt die Therapeutin.

„Ich hab auch was grün!", sagt er. „Und wie klingt das?" Schnell nimmt er die Bongos und rast in einem Höllentempo über die beiden Felle.

„Das ist das Schöne!", sagt er, „Cross fahren! Aber das ist was teuer!"

„Du hast ja verdammt viel erlebt in deinem kurzen Leben, ich merke, wie mich das richtig betroffen macht, Lukas!", sagt die Therapeutin und würde ihm am liebsten ein Cross-Abo schenken.

„Normal!", sagt Lukas. „Nur blöd, dass wir jetzt Ferien kriegen, meine Mama ist schnell genervt. Die ist auch hyperaktiv, deshalb verträgt die mich nicht!" Lukas ist schon wieder ein Stück weiter als die Therapeutin ...

1.3   Zeit und Tempo in der therapeutischen Beziehung

„Oh Gott!", erzählt eine junge Musiktherapeutin in der Supervision, „Als der Einrichtungsleiter mir die Jungen aus der Gruppe mit ihren Geschichten und ‚Schandtaten' vorgestellt hat, dachte ich, ich laufe davon. Und davon soll ich auch noch möglichst zwölf in eine Gruppe nehmen, weil sich das ja sonst für die Einrichtung nicht lohne. Ich muss sagen, dass ich ob dieser Geschichten letzte Nacht nicht schlafen konnte, und ich hab jetzt wirklich Angst, dass ich das

nicht bewältigen kann. Mein Gott, die klingen wie Monster, die ich möglichst in nur acht Sitzungen gruppenfähig machen soll ... "

Eine nicht untypische Erfahrung. Schnell soll sie gehen, die angestrebte Veränderung, wenig Schmerzen bereiten und möglichst wenig Geld kosten. Geld steht allenfalls für die regelmäßige Einnahme von teuren Medikamenten zur Verfügung. Veränderung soll bereits stattfinden, bevor der Kontakt überhaupt aufgenommen wurde und Vertrauen in eine neue Beziehung wachsen konnte. Auch hier verrücken leicht „vorn" und „hinten". Der leistungsorientierte Zeitgeist rückt Aspekte von Kosten und Leistung in den Vordergrund. Da drängt sich leiborientierte Musiktherapie nicht unbedingt auf. Sie erfordert eine mittel- oder langfristige Hinwendung, möchte sie doch den Mangel an Resonanz, an Sicherheit und Bindung auffangen. Das braucht Zeit, vor allem, um zuerst einmal bei diesen Kindern und Jugendlichen anzudocken.

Nur wenn die Kontaktaufnahme gelingt, wenn ein Miteinanderschwingen möglich wird, kann die therapeutische Arbeit erfolgreich sein. „Man könnte die Vorgehensweise in diesen Ansätzen (musiktherapeutische Ansätze, die den Beziehungsaspekt betonen, Anm. d. Verf.) mit den frühen Formen lautlicher Kommunikation vergleichen. Es wird auf kleinste lautliche Regungen geantwortet: Mitmachen, Ergänzen, Trösten, Verstärken usw. ..."(Mahns 1999, S.158) Dazu gehört auch die Möglichkeit, einen Schutzraum anzubieten, einen sicheren Ort, eine Rückzugsmöglichkeit. Diesem Wunsch lässt sich in den ersten Stunden gut folgen, indem wir Gelegenheit geben, ein Versteck, eine Höhle einzurichten.

Die 16-jährige Nora kommt in die Therapie, weil sie den Unterricht verweigert, dauerhaft stört, „nichts mehr auf die Reihe kriegt", wie sie sagt. Eigentlich wolle sie aber mit niemandem reden, „weil ich alle Erwachsenen hasse. "
„Was möchtest du denn jetzt am liebsten machen?"
„Ich möchte mich am liebsten in einer Ecke verstecken!"

„Dann tu das!"

Sie ist sehr überrascht. Überlegt nun, ob das nicht auch kindisch sei. Die Therapeutin versichert ihr, dass das niemand außer ihr mitbekomme.

„Und wenn ich dann kein Wort mit Ihnen rede?"

Die Therapeutin: „Dann ist das so. Ich schlag dir vor, zwei Instrumente mit in die Höhle zu nehmen. Wenn dir danach ist, erzählst du damit."

Lange braucht sie, um ihre Höhle einzurichten, wirft Decken übereinander, kein Licht darf mehr hineindringen. Auch die Therapeutin macht es sich gemütlich, wartet. Nach etwa zehn Minuten dringen zarte Kinderharfenklänge unter der Decke hervor. Wimmernd fast, nun wütend auf der Djembe, zerrend, verzerrt erneut auf der Harfe. Die Therapeutin spielt ihre Resonanz auf der Kalimba, spiegelt, Frage und Antwort nun, ein intensiver Dialog vorsichtiger Töne entwickelt sich. Weinen dringt aus der Höhle. Ende des Spiels. Stille. Gespanntes Abwarten auf der Seite der Therapeutin.

„Voll Hammer. Mir hat noch nie einer so zugehört." Nora lauert verstohlen durch ein Loch in der Decke.

„Ich will hier nicht mehr raus!"

„Und wenn ich dir zusichere, dass du nächstes Mal wieder dahin kannst, in deine Höhle?"

„Aber ich muss noch ein bisschen Musik machen."

Die Therapeutin stimmt begeistert in den erneuten zart-intensiven Dialog ein ... Am Ende bittet die Therapeutin Nora, die Schutzhöhle und einen Klang noch einmal mit dem Atem in sich hinein zu nehmen, wenn möglich einen Platz im Körper zu geben und somit auch körperlich einen Ort zu schaffen, der Schutz im ungeschützten Alltag bieten kann.

Die Arbeit in der Schutzhöhle durchzieht die ersten Sitzungen prägend, verschafft Entlastung in einer schwierigen häuslichen Situation und schafft den Boden für eine einjährige Zusammenarbeit.

Dass ihnen jemand Zeit lässt, ihre Rückzugs- und Schutzwünsche ernst nimmt, dass sich ein anderer Mensch auf sie einstimmt, diese Erfahrung haben hyperaktive Kinder und Jugendliche gerade in öffentlichen Kontexten wie Kindergarten und Schulen zu wenig gemacht, leider manchmal sogar nicht einmal in privaten Bereichen.

Gerade hyperaktive Menschen benötigen Schutz in einer Welt, die nach ihrem Erleben pausenlos auf sie einströmt. „Viele ADHS-Kinder leben auf hohem Aktivierungsniveau. Ihre hochsensible Empfänglichkeit lässt jeden Eindruck als wenig gefilterte oder gedämpfte Botschaft in ihr Zentralnervensystem ein ... In beiden Fällen sind die Kinder in hohem Maße gefährdet, schutzlos aufzunehmen, was in ihrer Umgebung geschieht. Solchermaßen überwältigt entwickeln sie ungerichtete Reaktionen auf die erzwungene Erfahrungsfülle." (Hüther/Bonney 2002, S.131)

Gerade die Arbeit mit Jugendlichen erfordert besondere Zugänge, ein breites Methodenspektrum, um ein Andocken möglich zu machen. Neben dem Versuch, ein breiteres Spektrum von Instrumenten, z. B. E.-Instrumente oder Schlagzeug, einzusetzen, eher rezeptiv mit mitgebrachten Stücken der Jugendlichen zu arbeiten (vgl. Barnowski-Geiser 2004), kann es nötig sein, Musik gänzlich auszuklammern oder jede kreative Aktion erst einmal zu unterlassen, da diese als „uncool" gilt. In jedem Fall ist ein langer Atem gefordert. Männliche Jugendliche stellen in dieser Hinsicht in der Musiktherapie eine besondere Herausforderung dar. „Besondere Bedeutung hat sicherlich der Erstkontakt... Die Gründe, die Jugendliche mit Therapie- bzw. mit Erstgesprächserfahrung für ihre Unwilligkeit angeben, sind so vielfältig wie die Jugendlichen selbst. Häufige Beschwerden sind, dass der Therapeut ‚so komische Fragen‘ gestellt bzw. den Jugendlichen ‚gelöchert‘ hat, ‚Babyspiele spielen wollte‘ oder den Jugendlichen zu dessen völligem Befremden aufgefordert hat, die eigene Familie als Tiere zu malen." (Neumann/ Süfke 2003, S.137) Oftmals wird bei hyperaktiven Jugendlichen schnell ein Mangel an Kontaktfähigkeit diagnostiziert, eine Unfähigkeit sich einzulassen, der als Widerstand oder schlichtweg als „Pubertät" interpretiert wird. Mit ihrer Sehnsucht nach Bindung bleiben diese Jugendlichen so erneut allein.

Moritz kommt in den Therapieraum, läuft unruhig und ziellos durch den Raum. Die Therapeutin empfindet eine hohe Spannung. Diese bestätigt er. Die Therapeutin bietet an, diese Spannung an einem Resonanzfaden zu verdeutlichen. Sie wickeln beide einen Bindfaden um den Finger, Moritz zieht heftigst am Faden, so stark ist seine Spannung, „Ja, genau so", erzeugt interessiert die entstehenden Töne, spielt sein hohes Spannungsmaß. Er bekommt Spaß an den durch Zupfen erzeugten Klängen. Die Therapeutin steigt darauf ein, möchte ihm etwas zeigen. Da fällt das Band ins Leere. Die Therapeutin spürt Enttäuschung. Moritz hat bereits etwas anderes im Sandkasten entdeckt, das jetzt seine Aufmerksamkeit erregt. Die Therapeutin äußert ihre Enttäuschung. Das ist Moritz sehr fremd. „Bitte nimm doch noch mal den Faden, ich möchte dir auch was zeigen!" Er macht das sehr irritiert. „Wie machen das deine Freunde, zeigen die dir auch manchmal was?" „Ich hab keine!", sagt er und lässt den Faden abrupt wieder fallen.

MusiktherapeutInnen, die mit hyperaktiven Kindern arbeiten, brauchen eine hohe Frustrationstoleranz und den unbedingten Wunsch, den Kontaktfaden immer wieder neu zu spinnen. Rosemarie Tüpker beschreibt die Arbeit mit Kindern und Jugendlichen als grundsätzlich schwierig, denn:

- „Kinder fordern das musiktherapeutische Setting heraus.
- Kinder fordern den Musiktherapeuten heraus." (Tüpker in: Mahns 1999, S.159)

Die Arbeit mit hyperaktiven Kindern und Jugendlichen stellt in dieser Hinsicht sicherlich eine Potenzierung dar. Hyperaktive Kinder sind oftmals so viel „ins Leere gelaufen", dass sie nicht mehr „anbändeln" und Kontaktfäden halten können. Dafür braucht es einen Spiegel durch die Therapeutin/den Therapeuten, fortwährende neue Versuche der Anbindung, viele Wiederholungen, große Energie, eine Bandbreite im Tempo der TherapeutInnen, manchmal ein multiprofessionelles Team und viel, viel Zeit.

1.4   Von „Laut-Stärken" und „Leise-Schwächen"

Menschen, die mit hyperaktiven Kindern und Jugendlichen arbeiten, klagen oftmals über die fortwährende Lautstärke, die im Raum herrscht. Leise sein, still werden kommt nach Aussagen der meisten ErzieherInnen und LehrerInnen nicht vor.

Die Jungen der Fördergruppe kämpfen, es geht um coole Typen in der Klasse und darum, wie stark einzelne Jungen sind.

„Stark sein scheint ja im Moment ein wichtiges Thema zu sein. Gibt es dafür ein passendes Instrument im Raum?", fragt die Therapeutin.

Eifrig suchen die Jungen die Instrumente durch und werden fündig.

„Wenn ihr ein Instrument gefunden habt, dann sucht noch eins für das Gegenteil."

Jeder hat nun zwei Instrumente in der Hand und setzt sich in den Kreis auf die Matten. Das erste Stück heißt „Starksein". Eine laute, intensive Trommelmusik beginnt und dauert mehrere Minuten.

Begeisterte Blicke:

„Das war aber geil."

„Und jetzt das Gegenteil!", fordert die Therapeutin sie auf. Zarte, leise, verträumte Klänge füllen den Raum. Sogar die Kinderharfe ist zu hören.

„Das war zwar nicht schlecht, aber so leise. Leise ist scheiße", schreit Robin.

„Im Unterricht sollt ihr ja auch oft leise sein. Ist das so ähnlich wie gerade?"

„Ja, leise ist doof. Da fühlt man sich gar nicht stark. So unterlegen!", meint Leon.

„Wem?", fragt die Therapeutin.

„Na, dem Lehrer."

Lachen.

„Und auch vor den Mädchen, wenn man da nur so leise ist."

Die Therapeutin schlägt vor, leise und stark auf den Instrumenten zu spielen ... (Barnowski-Geiser 2001)

Lautstärke ist ein wunderbares Mittel, Nähe und Distanz herzustellen. Oftmals entsteht die Nähe beim Leisewerden. Davor sind hyperaktive Menschen oft auf der Flucht und üben sich in „Laut-Stärke". (Weitere Übungsanregungen auch in Lenz 1995, S. 83ff) „Im sozialtherapeutischen Zusammenhang geht es nicht primär um die Veränderung der Distanzen ... Es geht darum, das individuelle Nähe- und Distanzbedürfnis erfahrbar, sichtbar und tolerierbar zu machen." (a.a.O.) Leider wird das Leise-und-ruhig-Werden manchmal eng an die Einnahme von Medikamenten gegen die Hyperaktivität gekoppelt. Dies führt für die Umwelt zu Entlastungen. Was das Leisewerden bis zum Verstummen und völligen Abschlaffen für Folgen im Selbsterleben hat, darüber lassen sich nur Vermutungen anstellen. Sich dem inneren Erleben zu nähern, ist manchmal bei der parallelen Gabe von Medikamenten kaum möglich.

„Jetzt ist Martin zwar ruhig, die Eltern sind zufrieden, die Lehrer auch. Aber auf mich wirkt er wie hinter einer Glocke, die dämpft, und er ist zum Verzweifeln unerreichbar!", klagt eine Therapeutin in der Supervision.

Es ist schwierig, die Gabe von Medikamenten zurückzufahren, wenn sich alle Belasteten dadurch Entlastung erhoffen. Das Leisewerden ausschließlich auf der Basis der Gabe von Medikamenten, scheint allerdings ein hoher Preis, den in seinen Nach- und Auswirkungen ausschließlich die betroffenen Kinder und Jugendlichen zahlen müssen. Was sich durch eine medikamentöse Verringerung des Lautseins nicht auflöst, ist die Angst vor der Nähe, die mit dem Leisesein verbunden wird.

2.   Musikalische Reisen durch Gefühlslandschaften

Das, was hyperaktive Kinder und Jugendliche außen zeigen, hat oft wenig zu tun mit ihrer inneren Landschaft, mit ihrem inneren Erleben. Da scheinen die Unruhe, die Aggression und die scheinbare „Unerzogenheit" nur das darunter Liegende, die verborgenen Gefühlslandschaften, zu überdecken. Diese verborgenen Gefühlsland-schaften nur über Worte oder in großen Gruppen zum Klingen und zum Vorschein zu bringen, ist oft schwierig, wenn nicht gar unmöglich, da oftmals eine Fassade aufrechterhalten oder eine „Platzhirschhaltung" ausgekämpft werden muss. Kleine Gruppen oder Einzeltherapie machen andere Erfahrungen möglich.

In der Einzelarbeit können TherapeutInnen unter dem hyperak-tiven Verhalten liegende Gefühle entdecken wie Angst, Ohnmacht, Verzweiflung, völlige Selbstentwertung, grenzenlose Einsamkeit bis hin zu Todeswünschen und, Gott sei Dank, meist die verschüttete Sehnsucht nach Veränderung und Erlösung. Diese Sehnsucht muss erhört werden, diese Not braucht Ausgänge, die Musiktherapie nach leibtherapeutischem Verständnis ermöglicht. Die innere Klangwelt muss laut werden und unzensiert in den Raum tönen dürfen, ab-seits von Bewertungen, wie dieses Kind „spielen müsste". Hier darf ein Kind so schwingen, wie es ist, hektisch, unruhig, unkontrolliert, sprunghaft – es darf sein in seiner Einzigartigkeit. Seine innere Klang- und Erlebniswelt braucht Echos und Resonanz. Musikthe-rapie bietet die einzigartige Möglichkeit, musizierend schwingend in Kontakt zu treten, das innere Erleben durch Zu- und Erhören zu würdigen. Musiktherapie ermöglicht die so sehnsüchtig erhoffte Resonanz im doppelten Sinne: im Kontakt zum Instrument sowie zum Medium Musik (also auch in der rezeptiven Musiktherapie) und in Kontakt zur TherapeutIn oder Gruppe. Im musikalischen Dialog können Mitgefühl, Nahrung, Spiegelung und Gegenüber-qualitäten unmittelbar erfahr- und erlebbar werden – die Gruppe oder die Therapeutin/der Therapeut kann neue, fremde, vielleicht überraschende Resonanzen, Fragen und Antworten, andere Klang-welten und Erlebnislandschaften sprichwörtlich ins Spiel bringen. Damit KlientInnen laut werden können, hörbar werden, ist ein Boden erforderlich. Nach unserem Verständnis kann dieser Boden kann durch distanzierte Diagnostik und Verhaltensfahrpläne gelegt, sondern vielmehr durch Achtsamkeit, Respekt und Würdigung für das individuelle Erleben.

2.1 Im Schatten der Hyperaktivität – Gefühlslandschaft Angst

Nach dem üblichen Begrüßungsritual, „So geht es mir und so war meine Woche", wünschen sich die Jungen der therapeutischen Gruppe eine Musik, mit der sie eine Fantasiereise machen können. Die Therapeutin wählt „Jeux du vagues" von Claude Debussy. Entspannt liegen sie auf den Matten (es ist die 8 Uhr morgens, hyperaktive Kinder haben meist einen langen Anlauf zum Wachwerden). Die Therapeutin schlägt vor, dass sie eine Szene aus ihrer Reise, die ihnen jetzt wichtig ist, malen. „Malen" ist wie bei den meisten hyperaktiven Menschen nicht gerade eine Lieblingsbeschäftigung, aber die Jungen sind heute dazu bereit.

Lukas möchte einen Regenbogen malen, kann aber lange nicht anfangen, weil er nicht weiß, welche Farben komplett dazu gehören. Die Therapeutin motiviert ihn, „unkomplett" anzufangen. „Das ist immer so schwer, wie ich anfangen soll!", sagt er. Die Therapeutin schlägt vor, Musik zu spielen, die zum Anfangen passt. Er holt die Pipe-dream, spielt ausgiebig und strahlt: „Sonnenaufgang!" Nun kann er auch recht dunkle Farben des Regenbogens aufs Papier bringen. „Ich bin meistens fröhlich!", äußert er, recht melancholisch dreinguckend. Max malt unterdessen ein „Gruselbild", meint er. „Da kriegt einer den Kopf ab!" Das sei ein Gefühl, das er auch gut kenne, sagt er. Er spielt dazu knarrende Geräusche auf der Holzratsche. Letzte Woche habe er sein Portmonee verloren und es seinem Vater mehrere Tage nicht gesagt. Unruhig rutscht er hin und her, sein Kopf wird sehr rot. Das Schlucken wird offenbar mühsam. „Und dann?", fragt die Therapeutin. „ Er hat nicht geschimpft, er war nur enttäuscht von mir!" Er wirkt betroffen. „,Du enttäuschst mich sehr!', hat er gesagt." „Das ist schlimmer als Haue, ne!", sagt Lukas und blinzelt ihn unsicher an, hält Max' Trauer offenbar nur schwer aus. „Guck doch mal auf meinen Regenbogen!" Max blinzelt unsicher auf sein Blatt, schluckt schwer.

Lukas versucht es weiter. „Möchtest du heute Nachmittag mal mit mir bummeln gehen? Treffpunkt Kino!" Max wird noch röter und schluckt noch stärker. „Alleine weg darf ich nicht, nur, wenn meine Mutter mich begleitet. Wenn ich Termine nicht rechtzeitig abspreche, wird mein Vater sehr sauer!"

Die Therapeutin äußert, dass sie viel Angst vor dem Vater mitbekomme und ob sie nicht mal zusammen mit dem Vater reden sollten. Max Aufregung steigt. „Oh, das wäre ganz schlimm. Mein Vater hat gesagt, er möchte nicht noch mal hören, dass jemand denkt, dass ich Angst vor meinem Vater habe." Viel Betroffenheit nun in der Gruppe. Lukas schlägt vor, die beiden Instrumente zusammen spielen zu lassen, Max willigt ein. „Ein bisschen merk ich die Sonne jetzt schon!", sagt Max nach dem kurzen Zusammenspiel. Max fällt nun zudem ein, dass er in der letzten Stunde mit der Trommel gelernt hat, laut zu werden, sich gegen Anschreien zu wehren, zu reagieren. Er entspannt sich sichtlich. „Zum Glück kann ich jetzt sagen, dass ich Angst habe!" „Wir treffen uns einfach übermorgen!", Lukas klopft ihm auf die Schulter ...

Angst gehört in der Arbeit mit hyperaktiven Kindern zu einem sehr häufig im „Darunter" entdeckten Gefühl. Diese Angst braucht Platz und Gehör. Michael Passolt beschreibt die Kindheit im postmodernen Zeitalter wie folgt: „Täglich erreichen uns neue Katastrophenmeldungen globaler, gesellschaftlicher und politischer Entwicklungen: Weltgeschichte wird zunehmend geprägt von (kriegerischer) Gewalt , Vertreibung, ethnischen ‚Säuberungen' und ökologischen Katastrophen ... Tägliche Reaktionen sind: Die Kinder können nicht mehr so einfach auf die Straße geschickt werden, aus Angst vor Gewalt und Verbrechen, aus Angst vor Ozon- und Hautkrebsgefahr, aus Angst vor Autos, Unfällen und aggressiven AutofahrerInnen."(Passolt 2003,S.25) Bearbeitet man mit Jugendlichen Zukunftsvisionen, so endet das oft in Aussagen wie „2030 ist alles vernichtet, ein atomarer Schlag hat die Erde verseucht. Ich bin tot!" Das Motto postmodernen Denkens resümiert Passolt: „Du hast keine Chance – nutze sie!" (Passolt 2003, S.29)

Ob es sich nun eher um „große" Ängste handelt wie Katastrophen, die die Erde bedrohen, den 11. September, das Seebeben mit Killerwellen in Südasien oder die Angst, auf dem Schulhof verfolgt und angegriffen zu werden: Kinder und Jugendliche dürfen mit diesen Ängsten nicht allein gelassen werden. Diese Ängste brauchen Gehör, damit nicht, wie oft bei chronifizierter Angst, als Handlungswege nur noch Kämpfen, Fliehen und Verstecken übrig bleiben (vgl. Baer, Frick-Baer 2002a, S.9) „Auch das Gefühl, dass man nicht allein ist, dass jemand da ist, den man um Rat fragen kann, der einem zur Seite steht, der zuhört, tröstet und mitfühlt, führt dazu, dass die Angst verschwindet und die Stressreaktion angehalten wird." (Hüther 1998, S.52)

Spiel, insbesondere musikalische Improvisation, ermöglicht Ausgänge aus empfundener Ohnmacht. Oftmals spielen Jungen in musiktherapeutischen Gruppen Szenen aus ihren Computerspielen nach. Wichtig ist ihnen, mehrere (meist drei) Leben zu haben. Sterben und wieder aufstehen, für eine gemachte Aktion einen Punkt bekommen und sich ein Leben verdienen können, so scheint es möglich, spielerisch Macht über die Angst zu bekommen. Hyperaktive Kinder und Jugendliche lieben solche Nachinszenierungen aus der Computerwelt, lieben es insbesondere, der Regisseur für eine Spieleinheit zu sein, die Fäden in der Hand zu haben. Der Kontakt zur augenscheinlich brutalen medialen Computerwelt zwischen Leben und Tod scheint auch, neben sicher sehr fragwürdigen Aspekten, eine wichtige Kompensation tiefer lebensbedrohlicher Ängste darzustellen. Es scheint günstig, diese Welt mit in das therapeutische Setting zu integrieren.

In Gruppen kann es sehr hilfreich sein, wenn das Thema Angst wiederholt angesprochen wird und die Gruppe sich bereits über mehrere Sitzungen kennt, also einen vertrauensvollen Boden hat, ein Rahmenbild mit Schutzklängen erstellen zu lassen (s.a. Baer 1999, Baer/Frick-Baer 2004). Dazu breitet man eine sehr große Papierrolle aus. Nachdem ein Rahmen gezeichnet wurde, schreiben die Kinder alles in diesen Rahmen, was gegen ihre Angst hilft. Von diesem sicheren Rahmen aus kann auch der Innenraum mit Ängsten gestaltet werden. Anschließend finden die Kinder für Begriffe im Rahmen passende Klänge und lassen diese Schutzklänge zuerst nacheinander und dann als „Schutzorchester" erklingen. „Machen wir auch wieder ein Anti-Angst-Konzert?", fragt die 11-jährige Hannah wiederholt in der Musikfördergruppe. Offenbar ist diese Form des aktiven musikalischen Symbolisierens für sie hilfreich in der Bewältigung ihrer Ängste und Traumatisierungen.

Robin kommt in die Therapie, weil er immerzu, scheinbar grundlos, in unstillbares Weinen ausbricht. Er wirkt oft überfordert, ADHS ist attestiert. Seine Lehrerin kann ihn kaum noch beruhigen, er wirkt in diesen Phasen absolut orientierungslos. Schon in der ersten Stunde erzählt er von seinem Neuanfang in seiner neuen Schule und wie aufregend das sei. Und wie viel Angst er habe! Auf dem Schulhof ärgere er Mädchen, weil er seine Angst dann nicht mehr spüre. Aber das sei natürlich für die Mädchen nicht schön. Die Therapeutin ermuntert ihn, anzusehen, was sonst noch gegen die Angst helfen könne, und ein Rahmenbild anzufertigen. In den Rahmen schreibt er: Mein Meerschweinchen, Kuscheln, Fernsehen gucken, starke Freunde. In den Innenraum malt er eine riesige Mülltonne, in die ein Kind gesteckt wird. „Das ist echt schon mal passiert!", sagt er aufgeregt. „Das habe ich gesehen!" Als ein weiteres Hilfsmittel schreibt er nun in den Rahmen: „Hilfe holen." Trauer betritt den Raum. „Früher hatte ich Freunde in der alten Schule, die waren stark und da war auch mein Hund noch nicht tot. Der hat mich beschützt, immer! Die alte Schule war so schön ..." Robin findet ein Instrument für seine Trauer und spielt auf der Cantele wenige Töne. „Eigentlich ist es auch auf der neuen Schule schön, es ist nur nicht sicher." Auf der Rahmentrommel spielt er nun, wie für ihn Sicherheit klingt, die Therapeutin unterstützt musikalisch seine Suche ...

„Gerade, weil die Angst das entwicklungsgeschichtlich älteste Gefühl ist, weil sie, wie wir sehen werden, alle anderen Gefühle beeinflussen oder gar überlagern kann, betrachten wir die Angst in ihren leiblichen Zusammenhängen und sprechen deshalb von der Gefühlslandschaft Angst. Leiblich heißt, dass wir unser Augenmerk auf all die Aspekte richten, die Menschen als erlebende Wesen auszeichnen: ihre Stimmungen und Gefühle, ihre Erregungen und Spannungen, ihr Körpererleben und ihr Selbstbild, ihr Denken und ihre sozialen Beziehungen."(Baer, Frick-Baer 2002, S.10) Das Erleben vieler hyperaktiver Menschen scheint von Angst geprägt zu sein.

2.2 Nachbarland Kontrollverlust und Ohnmacht – „Ich will nicht mehr ausrasten!"

Die hohe Sensibilität und die meist empfundene Filterlosigkeit führt bei hyperaktiven Kindern und Jugendlichen oft zu Kontrollverlusten, dem Eindruck, von den eigenen Gefühlen überwältigt und überschwemmt zu werden.

Der 11-jährige Ole ist heute sehr aufgeregt. Sein Vater ist in die Schule bestellt worden, weil die Lehrer ihn nicht mit auf die bevorstehende Klassenfahrt nehmen möchten. Im Gespräch mit den Lehrern wurde deutlich, dass Ole immer wieder unberechenbar erscheint, Taschen nach anderen Kindern wirft, Tische im Unterricht umreißt und unvermutet wegläuft. Die Lehrer haben den Eindruck, nicht mehr die Verantwortung für Ole übernehmen zu können, erst recht nicht auf einer Klassenfahrt, rund um die Uhr. Ole äußert jetzt in seiner Therapiestunde, große Angst davor zu haben, wenn sein Vater mit den Lehrern spreche.

„Ich will nicht mehr ausrasten! Ach, ich bin müde. Ich hab Hunger!" Er wirft sich unwirsch auf die Erde.
„Dann lass uns hier etwas anderes probieren. Bitte nimm erst einmal ein Instrument für deine Sicherheit!" Schnell greift er, wie so oft, zur Melodica.
„Wie klingt das, wenn du ausrastest?", fragt die Therapeutin, die ihn nun schon ein halbes Jahr begleitet. Die Aufgabe reizt ihn offenbar.

„Da brauch ich aber mindestens 5 Trommeln!" Er räumt Djemben zu ei-
nem Rondell zusammen. „Und Stöcke, sonst ist das nicht laut genug!", sagt er.
Und schon erschüttert ein einminütiges, ohrenbetäubendes Fortissimo mit
Trommelwirbeln den Raum.
„So ist das dann!", keucht er.
„Was ist vorher?", fragt die Therapeutin.
„Ich werde provoziert!"
Die Therapeutin bittet ihn, sich die Klänge des Kontrollverlustes noch einmal
innerlich vorzustellen und dabei auf seinen Atem und Körper zu achten. Er
spürt intensiv mit geschlossenen Augen.
„Ich werde provoziert. Mir wird warm im Körper, ich spüre eine Spannung
in meinen Fäusten. Ich fange innerlich an zu knurren!"
„Hast du noch die Kontrolle?"
„Ja, aber gleich geht's los!"
„Drück deine Spannung und den Druck gegen die Wand und knurr dazu!"
Ole macht das bis zu einem exzessiven Schrei. Er möchte mehrere Wiederho-
lungen, immer wieder.
„Jetzt geht's mir besser. Ich kann schon was tun."
„Bitte sag noch mal, was du genau tun kannst auf der Klassenfahrt!"
„Wenn ich es in meinen Fäusten steigen fühle, laufe ich am besten zu einer
Wand. Am besten laufe ich immer an Wänden vorbei." Er lacht.
„Ja, das geht nicht, aber du könntest deine Wut vielleicht auch mit den Hän-
den in den Stuhl drücken!" Ole probiert gleich. „Die Wand ist besser, aber zur
Not! Genau, und ich soll ja dann auch Hilfe holen und zu den Lehrern gehen.
Ich glaub nicht, dass ich auf der Klassenfahrt ausraste!" Er guckt stolz. „Ich
bin mir sicher!", und bläst kurz, fast innig saugend, in die Melodica.

Die Arbeit mit Gefühlslandschaften kann auch in Gruppen aktiv
angeleitet werden. Ein Beispiel aus der Praxis, wie es in Kinder-
gruppen einsetzbar ist – : „Raumschiff Galactica"

Such dir ein Instrument, mit dem du dir vorstellen kannst, wegzufliegen. Du
solltest dich also schon ganz schön sicher mit diesem Instrument fühlen. Spür
noch mal den Boden unter dir, tritt feste auf, bevor du hier in das Raumschiff

einsteigst. Wenn du nicht fliegen magst, kannst du auch das benachbarte Zugshuttle benutzen und neben der Galactica sitzen. Du wirst dann mit dem intergalaktischen Sonderzug zum nächsten Planeten gebracht. (Alle, die „fliegen" möchten, bilden ein Oval, welches das imaginäre Raumschiff darstellen soll.)

Such dir mit deinem Instrument einen guten Platz in der Galactica ... Die Galactica hat eine besondere Eigenschaft, sie fliegt los, wenn alle Instrumente spielen, und sie landet, wenn niemand mehr spielt, auf fremden Planeten. Also, Fahrwerke einfahren und wir heben ab mit eurer Musik.

Schaut einmal durch die Luken. Wie sieht es denn hier aus? Wir sind auf einem neuen Planeten gelandet. Das Navigationssystem wirft aus: gelandet auf dem Planeten der wilden Affen. Guck doch mal, ob du aussteigen willst? Lass dein Rückfluginstrument auf jeden Fall zur Sicherheit in der Galactica und begrüße die fremden Affen mit einer passenden Musik auf einem neuen Instrument. Noch ist keiner der wilden Affen zu sehen, aber vielleicht könnt ihr sie anlocken.

(Die Kinder verlassen das imaginäre Raumschiff, suchen neue Instrumente und machen Musik.)

Und wir fliegen weiter. Nehmt wieder Platz, sucht euer Instrument für den Weiterflug und hebt ab. Radio Galactica meldet intergalaktische Stürme, wir müssen sehen, dass wir schnell sicher weiter kommen ... Nach turbulentem Flug sind wir gelandet. Wie sieht es denn hier aus? Das Navigationssystem zeigt mir, dass wir auf dem Planeten der traurigen Pinguine angekommen sind: Hier solltest du nicht alleine an Land gehen. Such dir einen Partner, mit dem du die Pinguine begrüßen möchtest ...

Und Weiterflug (wie vorab beschrieben).

Landung auf dem Planeten: Kindertraumland – ich sehe ein großes Schild: Hier werden alle deine Wünsche erfüllt. Steig aus und mache passende Musik!

Rückflug. Wir erreichen heimischen Boden. Verlasse die Galactica, verabschiede dich und spüre den heimischen Boden unter dir ...

Danach bieten sich Gespräche und Austausch über das Erlebte an, Einzelpräsentationen wie „Die Musik auf meinem Lieblingsplaneten" oder auch gestalterische Arbeiten wie „Male deinen Wunschplaneten und wie es dort aussieht!"

Über Musikreisen können spielerisch Kontaktwege zu unterschiedlichen Gefühlslandschaften und Schwingungen gefunden werden (s.a. Barnowski-Geiser 2004).

3   „Es kann auch anders klingen"

3.1   Der musikalische Perspektivwechsel

Auch wenn das Befinden von hyperaktiven Kindern und Jugendlichen individuell ist, lassen sich folgende Merkmale als bezeichnend beschreiben: eng, gespannt, lebendig, unruhig, diffus, laut und sich selbst oft fremd seiend. Diese konstitutiven Momente, dieses leibliche So-Sein, diese Leibbewegungen können in der Musiktherapie einen Raum bekommen, erklingen und Resonanz erfahren (zur Terminologie vgl. Baer/Frick-Baer 2001).

Es kann hilfreich sein, in diesem Befinden einen Perspektivwechsel vorzunehmen, in dem die Gegenseite der Befindlichkeit, ihre Polarität, im Spiel hör- und erfahrbar wird, wenn also etwa die Qualitäten weit, gelöst, unlebendig, ruhig, prägnant, in sich wohnend usw. erklingen dürfen. Auch einzelne musikalische Parameter lassen sich dabei verändern und ermöglichen einen neuen Blickwinkel. „Spiel doch das Gleiche noch einmal, aber leiser." „Spiel bitte noch einmal und werde langsamer, achte auf deinen Atem!" „Wie klingt deine Enge auf einem anderen Instrument?", so oder ähnlich könnten Anregungen zu musikalischen Gestaltungen lauten.

Wirkt ein Kind etwa sehr gespannt, kann es sinnvoll sein, die gegenteilige Musik dieses Befindens erklingen zu lassen, vielleicht zu bitten, die Augen zu schließen und innere Landschaften, Körperklänge, Einfälle von Personen, Tieren wahrzunehmen, die dann

Alltagshelfer werden können. So entstehen Klänge des Lösens, die, wenn die Kinder unter starkem Druck sind, gespielt oder erinnert werden können. Die wiederholte Arbeit in der neuen Landschaft ermöglicht neue Verschaltungen der Synapsen, das Wiederholen neuer Erfahrungen ermöglicht das Entstehen von neuen Trampelpfaden im Gehirn.

Die 17-jährige Nadja kommt in die Therapie, da sie die Schule schwänzt und immer wieder „Ausraster" habe. In der letzten Zeit hat ihre Gewaltbereitschaft zugenommen, manchmal ritzt sie sich, wie sie sagt, um sich zu spüren. Heute ist ihr Thema ihr 22-jähriger Freund, der ihr, nach ihren eigenen Aussagen, viel antue, sie sogar geschlagen habe, aber von dem sie nicht loskönne.

„Als der das mit meiner Freundin gemacht hat, also das Fremdgehen, meine ich, habe ich mich tierisch tief geritzt. So eine Wut hatte ich. Mein Kopf sagt, trenn dich, aber ich kann das nicht."

„Was sagt dein Herz? Spür doch mal, indem du eine Hand dort hinlegst!", schlägt die Therapeutin vor. Nadja spürt kurz nach. „Bleib bei ihm, trenn dich nicht, aber lass dir nichts mehr gefallen!"

„Wie klingt das?" Sie sucht nach der Schlitztrommel und spielt los. (Die Therapeutin ist sehr überrascht, dass Nadja der Spielaufforderung folgt, sie spielte ansonsten nicht gerne auf Instrumenten, da sie das zu kindlich findet.)

„Haben Sie das gehört, diesen Stier. Ich bin wie ein Stier!"

Nadja wirkt resignierend.

„Es geht nicht, ich bin voll abhängig. Wissen Sie, das ist wie Sucht. Scheiße!"

„Was suchst du denn?", fragt die Therapeutin, Nadjas Wort aufgreifend.

„Liebe!", sagt sie leise. „So wie Stiere süchtig gemacht werden auf Blut, so bin ich das auf Liebe. Mein Vater hat mir keine Liebe gegeben, mein erster Freund auch nicht und jetzt schon wieder renn ich wie doof hinterher. Und schnaub und tob!"

„Wie klingt das Gegenteil?"

Sie zögert ein wenig und nimmt die Blockflöte. „Wissen Sie gar nicht, ich hatte da drauf mal Unterricht." Eine Melodie mit vielen Höhen und Tiefen erklingt.

„Was hast du gehört?"

„Ruhe!", sagt sie verträumt. „Das war der Vogel, das ist die Freiheit. Der kann wegfliegen und frei sein. Und der muss nicht so blöd hinter irgendeinem Typ herrasen." Sie lacht.

„Den Vogel hast du auch in dir, Nadja!"

„Wahrscheinlich hat der 'nen Flügelbruch. Ich geh nämlich nirgendwo mehr ohne meinen Freund hin. Das muss ich ja echt nicht. Ich kann wirklich mal wieder was alleine unternehmen. Wissen Sie was, das mach ich echt! Ich kann wenigstens ab und zu mal frei sein!"...

Auch in Gruppen bieten sich Perspektivwechsel zu konstitutiven Momenten an, wie in „Kamelgeflüster aus dem Nebel", wobei es um die konstitutiven Momente „diffus" und „prägnant" geht.

Nimm dir eine der Djemben oder anderen Trommelinstrumente hier im Raum, mit der du gleich die nachfolgende Geschichte, die ich erzählen möchte, begleiten kannst. Nimm Kontakt zum Fell auf, indem du ein wenig darüber streichst und währenddessen deinen Atem spürst. Nur wahrnehmen, wie dein Atem jetzt ist, ein und aus. Lass dein Ausatmen über die Arme in die Hände auf das Fell fließen...

Du kannst nun mitkommen auf eine Reise in die Fantasie, wenn du magst, machst du mit uns einen Ausflug ans Meer. Lass das Meeresrauschen und alles, was ich gleich erzähle, auf deinem Instrument oder mit deiner Stimme erklingen ... Sehen kannst du das Meer noch nicht, es ist ungeheuer nebelig. Du spürst den Nebel auf deiner Haut, hörst die Wellen, entfernt und undeutlich. Auch die Möwenschreie wabbern dir undeutlich entgegen, da du nichts siehst, ahnst du die Möwen nur. Du gehst weiter und spürst dennoch den festen Boden unter dir, hörst knirschend deine Schritte im feuchten Sand, spürst einzelne Tropfen auf deiner Haut. Der Wind frischt auf, eine starke Brise. Wärme ist nun plötzlich auf deinem Handrücken, du hättest fast nicht mehr daran geglaubt: die Sonne. Deutlich spürst du die intensiven Strahlen. Sie reist den gesamten Himmel auf, tiefes Blau ist nun zu sehen, klar das türkisglänzende Meer vor dir. Weite, der Horizont. Und du traust deinen Augen kaum. Kamele traben elegant am Horizont entlang, immer schneller, kommen auf dich zu.

Zwei sind es, ein Pärchen? Und nur wenige Meter vor dir stoppen sie ab, legen sich zutraulich in den Sand. Und du traust deinen Ohren kaum. Sie können sogar sprechen. „Oh Mann, bin ich müde!", sagt das eine Kamel zum anderen „Und ich habe einen solchen Hunger. Ich wünsche mir: Schokolade Nuss, lecker, mit Genuss."(Die Leiterin spricht diesen Rhythmus immer wieder vor und animiert die Kinder zum Mitsprechen und anschließendem Trommeln des Rhythmus auf den Fellen, bis es ein wenig groovt und solange die Geduld der TeilnehmerInnen ausreicht.)

„Ja, das bleibt ein Traum. Die Kamele haben keinen Spaß mehr an den Worten. Es fängt an zu regnen und sie wollen nur noch zurück nach Hause und sie laufen und laufen, den weiten Strand entlang, dahin , wo sie so gerne sind und fast kann man sie nicht mehr hören. Zu Hause angekommen, kuscheln sie sich gemütlich aneinander ..."

Diese Einheit kommt dem Wunsch hyperaktiver Kinder nach Geschichten entgegen. Die Geschichte zu hören und gleichzeitig gestalten zu können, steigert die Motivation, bei der Sache zu bleiben. Unmerklich gehen sie einen Weg vom diffusen Erleben des Nebels zur Prägnanz der rhythmischen Struktur. Der hier angegebene Wortrhythmus kann beliebig durch andere eingängige, einfache Rhythmen ersetzt werden. Am Ende eines Gruppenprozesses kann das konzentrierte Trommeln länger dauern. Dann trommeln auch hyperaktive Kinder manchmal bis zu 15 Minuten einen durchgängigen Rhythmus.

3.2 Schätze ausgraben – das Entdecken der „Kostbarkeiten" hyperaktiver Kinder und Jugendlicher

Die Lehrerin arbeitet mit einer Gruppe von Jugendlichen zum Thema „Berufswahl". Als Medium wählt sie Stärkenprofilarbeit nach Udo Baer (Baer 1996). Die Jugendlichen entdecken in einer Fantasiereise zunächst einen Stärkenbaum, malen diesen und lassen in diesem Baum sechs Bereiche für ihre Stärken frei.

Zwei Jungen aus der Gruppe haben diagnostiziertes ADHS. Torben, 15, malt alle seine Stärkenräume außerhalb seines Baumes, er weiß sie nicht zu füllen und erlebt Stärken nicht als zu sich gehörig. Die einzige Stärke, die er für sich benennen kann und in seinen Baum malen kann, ist die, die er mit: „Ich kann viel saufen" benennt. Das äußert er zunächst lachend, dann traurig und seltsam in sich gekehrt, abgeschnitten, verzweifelt. Sein Vater, der sich gerade von der Mutter getrennt hat, ist auch verzweifelt. Er hält nicht mehr aus, „dass Torben so unselbständig ist und fortwährend kontrolliert und versorgt werden muss". Er überlegt, um Hilfe beim Jugendamt zu bitten. An die Aufnahme einer Berufstätigkeit ist im Moment kaum zu denken.

Eric wird zumindest einen Schulabschluss schaffen. Als einzige Stärke definiert er: „Ich kann ganz toll Scheiße bauen." Diese Aussage ist ihm sehr ernst, das ist es, wofür ihn seine Freunde mögen. Er sei damit beliebt, sagt er. „Und wie findet das ein möglicher Arbeitgeber?", fragt die Lehrerin. „Nicht klasse!", meint er ernst, „Ich krieg mich einfach nicht zusammen, ich krieg es nicht geregelt. Gut ist es nur, wenn ich mit meinen Freunden unterwegs bin. Meine Eltern verstehen mich nicht."

Die beiden vorweg beschriebenen Jugendlichen bauen offenbar eine Gegenwelt auf, in der andere Normen gelten, nach denen sie sich selbst etwas Gutes abgewinnen können. Wenn die offizielle Welt zu wenig Anerkennung in ihrem „So-Sein" bietet, sucht sich Eric einen neuen Rahmen, Torben taucht ab in den Alkohol. Torben nimmt seit frühester Kindheit ein Medikament gegen seine Hyperaktivität, therapeutische Hilfe bekam er gar nicht. Seine LehrerInnen empfinden ihn wie von der Außenwelt abgeschnitten, seit seiner Pubertät scheinen immer mehr Kontaktfäden unterbrochen zu sein. Unter dem scheinbar zur Schau gestellten „Stolz sein auf das Nerven" liegt in der Regel eine große Trauer.

„Ich möchte einfach tot sein, dann würde ich keinen mehr nerven. Die Mama wär' nicht mehr traurig und müsste nicht mehr weinen, sogar mein Kater wär' froh, denn den ärger ich immer." Andreas, 11 Jahre, weint vor sich hin. „Jetzt werde ich noch trauriger, weil ich sehe, dass auf meiner Beerdigung nur Papa

und Mama und Lara wären, weil mich alle anderen so doof finden. Die wären froh, wenn ich weg wäre, dann gäb' es auch nicht mehr so viel Ärger in der Klasse."Andreas ist sehr verzweifelt in der Therapiestunde. Die Therapeutin äußert: „Mich nervst du nicht. Im Gegenteil, ich freue mich an dir und freue mich, wenn du kommst."Andreas guckt sehr überrascht. „Das hat mir noch nie jemand gesagt!" Die Therapeutin ermuntert ihn, mit ihr herauszufinden, was an ihm eigentlich wertvoll und kostbar ist. Zunächst wirkt dies sehr befremdlich auf ihn. „Was ist denn cool an dir?" Andreas wirkt interessierter. „Ich find sowieso nix. Obwohl ich ziemlich schnell bin, also, ich will jetzt nicht angeben, aber ich versteh schneller als die anderen in meiner Klasse!"

„Finde dafür ein Instrument und lass das mal klingen!", ermuntert die Therapeutin. Schnell wählt er den Regenmacher und strahlt. „Man könnte glatt behaupten, dass ich pfiffig bin!"

„Den Eindruck habe ich auch!", stellt die Therapeutin fest.

In der vorweg beschriebenen Weise suchen sie nach weiteren Kostbarkeiten, nach „Coolem" eben ... Seine Mutter ruft kurz darauf an, um zu erzählen, dass es mit Andreas noch nie so leicht gewesen sei wie jetzt. „So ein Kind hatte ich noch nie!", sagt sie und weint ein wenig. „Andreas hat mir von der Arbeit letztes Mal erzählt und sich beschwert, dass ich ihm noch nie etwas über seine Kostbarkeiten gesagt habe. Ach, er ist ja auch toll, aber das geht unter dem Mist, den er macht, so unter. Aber ich habe ihm jetzt einiges gesagt, was ich an ihm toll finde. Ich hatte wirklich was nachzuholen!"Darüber, dass sie Andreas Wert und Wichtigkeit für sie als Mutter bislang nicht geäußert habe, hätten sie zusammen geweint.

„Das Erklingen der sechs Kostbarkeiten dient der Selbstwertschätzung. Diese Einheit ist immer dann angesagt, wenn es gilt, die Selbstwertschätzung zu stärken oder über ihr Gewahrwerden einen inneren Boden für den weiteren therapeutischen Prozess zu schaffen." (Baer, Frick-Baer 2004, S.26)

Diese von Udo Baer und Gabriele Frick-Baer entwickelte Einheit lässt sich wunderbar mit jungen Menschen anwenden, wesentlich ist nur der angemessene Sprachgebrauch. „Was findest du klasse oder cool an dir?", mag manchmal eine passendere Frage sein, um einen Einstieg in die ungewohnte Sichtweise zu ermöglichen.

4 Hyperaktivität und Resonanz

4.1 Resonanzaufforderungen hyperaktiver Kinder

Musiktherapie ist ein Resonanzprozess. Gemeint ist mit Resonanz hier nicht nur der physikalische Begriff der Schwingung, also etwa Amplituden und Frequenzen, sondern wird weiter gefasst zum einen als das musikalische Miteinanderschwingen von Menschen und Instrumenten (oder Musik aus der Konserve), zum anderen als die Erlebnisqualität Resonanz. Im musikalischen Dialog findet sowohl musikalische Resonanz als auch Resonanz des Erlebens von Mensch zu Mensch statt, das zeichnet diesen besonders aus und qualifiziert ihn damit zu einem probaten Mittel in der Arbeit mit hyperaktiven Kindern und Jugendlichen, wenn sich die TherapeutInnen nicht durch anfängliche Megalautstärken, „Hypertempi", abrupte Wechsel von Instrumenten in die Flucht schlagen lassen. Hyperaktive Kinder und Jugendliche haben meist einen recht großen Hunger nach Resonanz und Echo. Durch die mit der Hyperaktivität verbundene fehlende Impulskontrolle, die hohe Spannung und Erregung, die im Diffusen heftig schwelenden Affekte, die unentdeckten, nicht ausgedrückten Gefühlslandschaften, können bei anderen Menschen starke Resonanzen ausgelöst werden. Manchmal so stark, dass sich diese Menschen auf die Flucht begeben, Grenzen errichten.

Die 11-jährige Elcin wendet sich weinend an ihre Lehrerin: „Neben Andy werde ich verrückt. Der muss aus der Klasse, sonst kann ich nicht mehr lernen. Ich drehe durch, wenn der noch länger neben mir sitzt."

Inzwischen hört man von Schulen, die in Pausen ein eigenes, von anderen Kindern abgegrenztes Terrain für hyperaktive Kinder einrichten (müssen?), da Eltern ihre Kinder durch hyperaktive Kinder bedroht fühlen.

Die Resonanzqualitäten, mit denen Menschen auf hyperaktive Kinder reagieren, sind sehr unterschiedlich. In vielen Erwachsenen scheinen hyperaktive Menschen besonders die Qualität des Gegenübers hervorzulocken: endlich Grenzen zeigen, Struktur und Ruhe erzwingen, das Verhalten auf Erwünschtes und Unerwünschtes eingrenzen, belohnen, bestrafen (diese Resonanz findet sich auch in vielen therapeutischen Richtungen). Sicher mögen diese Qualitäten wichtig sein. Zu kurz zu kommen aber scheint, dass dem Hunger nach Würdigung und Anerkennung der Persönlichkeit hyperaktiver Kinder nachgekommen wird, indem Nähren und Spiegeln in den Vordergrund der Beziehungsebene gerückt werden. (s. Tridentitätskonzept v. Baer 1996)

„In der Kinder- und Jugendlichenpsychotherapie spielt die Krankheitsbewertung der Eltern eine große Rolle. Beim Kind stehen der subjektive Leidensdruck und der Schweregrad einer Erkrankung jedoch oft in keinem linearen Zusammenhang. (...) Das subjektive Erleben eines Kindes kann sich in Bezug auf sein Leiden also von dem eines Erwachsenen stark unterscheiden und ist nicht gleichzusetzen mit klinischen Einschätzungen des Schweregrades einer Erkrankung oder einer subjektiven Beeinträchtigung (...) Das Kind empfindet Alltagsstress wie Hänseleien (Mikrostressoren) oft belastender als kritische Lebensereignisse wie etwa eine Umschulung (Makrostressoren). Die subjektive Wahrnehmung und Bewertung des Stresses wird vom Kind oft anders gesehen als von den Eltern. Deshalb muss das Kind selbst befragt werden." (Frohne-Hagemann/Adamczyk 2004, S.31)

Zu oft wird die Resonanzerfahrung zu Gunsten von distanzierten Verhaltensfahrplänen vernachlässigt. Diese Gefahr birgt auch der Einsatz von Musik in sich. Leicht kann dieser zum neuen Boxring für das Einhalten von „Spielregeln" werden, wenn etwa das Erlernen der vorgegebenen rhythmischen Struktur, fester Abläufe etc. zu stark in den Vordergrund gestellt wird. Der leiborientierte musiktherapeutische Ansatz birgt große Freiheit in sich. Hier muss nicht wie in der pädagogischen Arbeit zielorientiert vorgegangen werden, hier gibt es die Freiheit, mit dem zu experimentieren, was ist. Erregungsverläufe wahrzunehmen, in Klang umzusetzen, sie umzukehren (s.a. musikalischer Perspektivwechsel) bietet Chancen zu neuen Sicht- und Hörweisen des Erlebens. Eine stetig ansteigende, schließlich explosive Erregungskontur, die abrupt in einen schlafähnlichen Zustand abfällt, lässt sich musizieren und in der Improvisation verwandeln. (s.a. Baer, Frick-Baer 2004) MusiktherapeutInnen können so neue Wege des Erlebens der Hyperaktivität spielerisch öffnen, ohne vorgefertigte Verläufe des „So müsstest du klingen!" als festgefahrenen Fahrplan zu verfolgen.

Die innere Gewissheit, gehört und wahrgenommen zu werden, ermöglicht eine neue Resonanzerfahrung. „Anklang zu fühlen, macht die eigene Daseinsberechtigung für uns fühlbar und konkret erlebbar."(Gindl 2002, S.15) „Für viele Menschen ist es eine existentielle Frage, ob sie Resonanz erhalten oder nicht. Bei rund 12000 Menschen, die sich jährlich in Deutschland selbst töten, liegt zumindest die Vermutung nahe, dass es ihnen nicht gelang, in wesentlichen Fragen ihres Lebens in Resonanz zu treten und Resonanz zu finden."(Baer, Frick-Baer 2004, S. 246)

Gerade das Jugendalter und die immer früher einsetzende Pubertät stellen eine sehr schwer zu bewältigende Zeit dar, die sich für hyperaktive Menschen zum persönlichen Supergau potenzieren kann. Männliche Jugendliche stellen eine besondere Problemgruppe dar. „In der Tat ist die Befürchtung, dass sich ein 16-jähriger

Jugendlicher selbst etwas antut, etwa in Form selbstverletzenden Verhaltens, durch Drogenmissbrauch oder gar Suizid, wesentlich begründeter als die weitaus verbreitetere Angst vieler Erwachsener, dass ihm ‚etwas zustößt'." (Neumann/Süfke 2003, S.136)

TherapeutInnen, die sich auf einen solchen Prozess einlassen, werden somit wahrscheinlich mit ihren Resonanzen zu kämpfen haben. Vielleicht spüren sie in der Resonanz auf den hyperaktiven Jugendlichen ebenfalls Fluchtimpulse, wie die vorab geschilderten MitschülerInnen, vielleicht dämpfen sie sich in ihrer Resonanz, um nicht noch den Erregungsverlauf zu verstärken, es mag vielschichtig sein, wie sich diese Resonanzprozesse gestalten. Immer ist dieser Prozess individuell durch die beiden Menschen, KlientIn und TherapeutIn, geprägt. Gerade in der Arbeit mit hyperaktiven Menschen ist es somit wichtig, sich auf den Resonanzprozess einzulassen, aber die Achtsamkeit für die eigene Person nicht aus den Augen zu verlieren. Baer/Frick-Baer sprechen in diesem Zusammenhang auch von der dreifachen Achtsamkeit im therapeutischen Prozess, die von TherapeutInnen erfordert, sowohl sich, den Klienten/die Klientin und die Beziehung in den Blick zu nehmen. Der musiktherapeutische Prozess bietet die Chance, die eigenen Echos als Ich-Empfindungen (Sharing) musikalisch oder verbal in den Prozess einzubringen. Den Kontaktfaden wiederholt aufzunehmen, achtsam zu sein für die eigene Resonanz und diese als Sharing zu äußern, birgt Chancen auf Veränderung.

4.2 „Und alle schwingen mit?" – Resonanz im Familiensystem

Keine Nacht mehr kann die Prinzessin schlafen. Sie wird von Angstträumen geplagt und so macht sich ihr Vater auf, Hilfe zu holen. Er reist durch die ganze Welt, um schließlich ein Traumfresserchen zu finden, das die bösen Träume einfach wegfrisst ...

Den Vater in diesem Märchen von Michael Ende werden viele ersehnen und vielleicht auch außergewöhnlich finden. In der therapeutischen Praxis erleben wir Eltern, die sich ebenfalls auf den Weg des Hilfesuchens gemacht haben. Sie suchen Hilfe für ihre Ängste, „dass aus ihrem Kind nichts wird", für ihre Ohnmacht gegenüber schlechtem Schulverhalten, für den Umgang mit den Symptomen der Hyperaktivität, suchen nach Wegen und Mitteln gegen schlechte Zensuren, gegen „unangepasste", lernunwillige ADHS-Kinder, aber auch Hilfen für ihre Hilflosigkeit, ihre Erschöpfung, für ihre Gefühle, „dieses Kind nicht mehr auszuhalten", und die damit verbundenen Gefühle der Scham und des Versagens.

Wenn Eltern in die Therapie kommen, verbinden sie damit eine Hoffnung und wünschten, TherapeutInnen könnten ein Traum-, Hyperaktivitäts-, Lernstörungs-, Problemfresserchen sein – und alles wäre wieder gut. Die Realität ist meist weniger märchenhaft. Hier machen Therapeutinnen manchmal die Erfahrung, dass die Kinder zwar die so genannten Symptomträger sind, dass aber das System als Ganzes hilfsbedürftig ist. Diese Einsicht gilt es wertschätzend zu vermitteln. Eine Therapie, die sich nur und ausschließlich mit den Kindern und Jugendlichen beschäftigt, endet leicht in Helfer-Ohnmachtsgefühlen.

Frau M. kommt in die Therapie wegen chronischer Erschöpfung. Seit neuestem kann sie morgens kaum noch aufstehen. Auf die Frage nach Belastungen in ihrem Leben, zählt sie einige Punkte auf, an denen sie besonders beruflich schon einiges geändert habe. Sie erzählt nüchtern, ohne große Schwankungen in ihrer Stimme, im gleichen Tonfall. Auf die Therapeutin wirkt sie ein wenig abgedämpft ... Ihre Tochter falle ihr ein, ja, natürlich, die sei hyperaktiv, aber ja schon immer und sie habe sie auch gerne und wolle sie nicht schlecht darstellen. Außerdem wisse sie auch gar nicht, was eigentlich anstrengend sei, weil so schlimm sei sie auch nicht und seit einer Beratung in der Erziehungsberatungsstelle nehme sie auch mal einen Nachmittag frei für sich. Dann käme eine Bekannte und passe auf die beiden Kinder auf. Ihr Mann sei beruflich so eingespannt, dass er nie zur Verfügung stünde.

Die Therapeutin bittet die Klientin, in die Rolle ihrer Tochter zu gehen und deren Rückkehr aus der Schule zu spielen. Frau M gestaltet den Therapieraum entsprechend und kommt in der Rolle ihrer Tochter „nach Hause". Sie wirft die Tasche durch den Raum, verteilt ihre Sachen wüst in den vorher aufgeräumten Raum, schmeißt etwas um, das achtlos liegen bleibt, und setzt sich vor den Fernseher. Gleichzeitig sprudelt sie Erlebnisse aus dem Schulmorgen hervor.

Plötzlich fließen Frau M's Tränen: „Gott, ist das furchtbar, ich bin zwar da und habe für Inga gekocht, aber ich höre ihr überhaupt nicht zu. Ich bin eine schlechte Mutter, ich verkrieche mich förmlich an den Herd."

„Wovor verkriechen Sie sich?", fragt die Therapeutin.

„Na, vor Inga, und das ist mir peinlich."

„Wo lassen Sie Ihre Wut, wenn Inga Ihnen die Sachen entgegenschmeißt? Wo bleiben Sie und Ihre Wünsche?"

„Die hab ich nicht mehr. Ich verschwinde förmlich, sobald Inga da ist. Da rettet mich auch kein freier Nachmittag!"

„Wofür ist dieses Verschwinden gut?", fragt die Therapeutin.

„Dann spür ich wenigstens nichts mehr, nicht mich, meine Wut und dass ich am liebsten weglaufen würde, wenn sie aus der Schule kommt. Und dabei müsste ich sie doch lieben. Ich kann nicht mehr! Ich versteh sie so gut, ich meine, in ihrem Alter ist man doch einfach so." „Wie ging es Ihnen in ihrem Alter?"

„Ich konnte keine Ordnung halten und wurde von meinen Eltern ziemlich runtergemacht. Und was ich erzählt habe, hat keinen interessiert. Meine Mutter musste sich um unsere Firma kümmern. Die hatten keine Zeit, ich meine, die haben nicht mal bemerkt, dass ich ADHS hatte."

Rund um die Uhr mit einem hyperaktiven Kind zu leben, stellt eine ungeheuer große Herausforderung für Eltern dar. Bei dieser schwierigen Aufgabe brauchen Eltern Unterstützung, Würdigung für die von ihnen geleistete Arbeit und auch konkrete Hilfen, wie sie sich entlasten können, wie sie sich ernst nehmen und dennoch nicht, wie dann schnell befürchtet wird, ihr Kind vernachlässigen. Alles, was Eltern für sich machen und tun, somit auch Eigentherapie und Freizeit, kann dem Kind helfen und zu einer Entlastung der Situation beitragen. Die Arbeit mit den Eltern sollte somit immer auch ein Teil der Therapie des Kindes sein, indem die Eltern etwa jede fünfte Sitzung aktiv teilnehmen, um innerfamiliäre festgefahrene Resonanzmuster deutlich werden zu lassen und gegebenenfalls zu verändern.

Wichtig ist, dass Eltern hyperaktiver Kinder und Jugendlicher sich auf den Weg machen und Hilfe annehmen möchten. Oft sind die Erwartungen an die TherapeutInnen überhöht. Ihnen und erst recht der Musik wird leicht eine Art Zauberkraft zugeschrieben, die heilen soll, ohne anderes mit in den Blick nehmen zu müssen. Veränderung braucht Zeit, Mut und die Einbeziehung wichtiger Bezugspersonen.

4.3 Geheime Botschaften – Synchronresonanz

Manchmal ist die häusliche Situation für ADHS-Kinder nicht nur durch ihre Hyperaktivität schwierig, sondern familiäre Belastungen wirken sich zusätzlich so sehr auf das Kind aus, dass es völlig aus dem Gleichgewicht gerät. Was zuerst da war, die familiäre Belastung oder das ADHS, die Frage nach den Ursachen also, ist wie die nach der Henne und dem Ei. Sie ist nicht entscheidend. Im Vordergrund muss vielmehr stehen, die Not des Kindes aufzudecken. Gibt es familiäre Belastungssituationen und bleiben die die Kinder belastenden innerfamiliären Wahrheiten unaufgedeckt, werden ungute Resonanzmuster- und Verläufe im System (und dies gilt genauso für Schule und Kindergarten) nicht wahrgenommen, bleiben bestehende Rollenzuschreibungen ungeklärt, kann auch Musiktherapie nur zum Teil erfolgreich sein.

Jan kommt in die Therapie, weil seine LehrerInnen sich große Sorgen um ihn machen. Mehrfach hat er angedroht, über die Treppenbrüstung zu springen, eine Giftmischung zu nehmen oder sich anders etwas anzutun. In Gesprächen mit seinen Eltern geben diese an, dass Jan überhaupt keinen Grund für dieses Verhalten habe. Alles sei wunderbar geregelt, auch nach der Trennung küm-

merten sich beide Elternteile äußerst liebevoll um dieses Kind. Es gäbe überhaupt kein Problem, das Problem sei lediglich Jan mit seiner chronischen Faulheit. Umbringen wolle er sich nur, weil er sich drücken wolle vor seinen Schulpflichten. Jan sitzt äußerst bedrückt und schweigend dabei. „Alles wäre toll, wenn ich nicht alles versauen würde!", sagt er. Er versucht tapfer die aufsteigenden Tränen zu bekämpfen. Die Therapeutin bekommt mit den LehrerInnen gemeinsam den Eindruck, dass hier „einiges nicht stimmt". Sie rät, entgegen dem elterlichen Wunsch, mit den LehrerInnen lediglich gemeinsam einen Strafkatalog zu erarbeiten, dringend zur Therapie, der die Eltern nach anfänglichem Zögern zustimmen. In den nachfolgenden Stunden kristallisiert sich immer mehr Jans Gefangensein in missbräuchlichen Situationen heraus, die die Eltern wechselseitig decken. Sie haben Jan mit einem Sprechverbot belegt. Es ist für ihn ein äußerst schwieriger Prozess, diese Tabus zu durchbrechen und über die schwierigen Dinge, die ihm widerfahren, zu sprechen. Jans große innere Not, die von LehrerInnen und Therapeutin im ersten Gespräch darunter, als geheime Resonanz gespürt wurde, wird zunehmend offen-sichtlicher, die Schulproblematik scheint sein „kleinstes Problem" zu sein...

Kinder stützen oft in Erstgesprächen die Sichtweise ihrer Eltern, bezeichnen sich als faul, schlecht und unehrlich, setzen ihre Sündenbockrolle in der therapeutischen Situation systemstützend fort. Das System erzeugt eine für die Erwachsenen aushaltbare Wahrheit, die eine für Kinder unerträgliche und nur auf verdeckte Weise zu präsentierende sein kann. Die Familientherapeutin Virginia Satir spricht in diesem Zusammenhang von „sehr fördernden" gegenüber „sehr gestörten" Familien. Sie beschreibt ihre Resonanz in einer so genannten „gestörten" Familie: „Die Atmosphäre in einer gestörten Familie ist leicht zu spüren. Jedes Mal, wenn ich in einer solchen Familie bin, merke ich bald, dass ich mich nicht wohl fühle. Manchmal fühlt es sich kalt an, als ob jeder erfroren wäre. Alle sind äußerst höflich und alle sind offensichtlich gelangweilt. Manchmal ist es so, als würde sich alles dauernd drehen, wie ein Kreisel; man wird schwindelig und kann sein Gleichgewicht nicht mehr finden. Oder es ist, als läge eine Ahnung in der Luft, wie die Ruhe vor dem Sturm, wenn es jeden Augenblick losdonnern und blitzen kann.

Manchmal ist die Luft voller Heimlichkeit, wie in einer Zentrale von Spionen. Sobald ich in dieser Atmosphäre bin, reagiert mein Körper heftig."(Satir 1993, S.24f) Mit dieser hier von Satir beschriebenen Resonanz auf die Familie müssen wir arbeiten, wenn die Worte nicht weiterbringend sind. Es gilt, die Ebene der „Synchron-Resonanz", die unter der offenen „Response-Resonanz" (Baer, Frick-Baer 2002b, S.22f) liegt, ernst zu nehmen.

Familien mit hyperaktiven Kindern sind manchmal zwischen Extremen der absoluten Kontrolle und der Grenzenlosigkeit gefangen. Die Freude aneinander scheint verloren gegangen zu sein. Begegnungen sind Stress, der schwer eingestanden werden kann. Zusammen verbrachte Zeit ist oftmals durch notwendige Kontrolle, etwa der Hausaufgaben, oder ernährungsmäßige Versorgung bestimmt. „Die Erwachsenen sind so damit beschäftigt, ihrem Kind zu sagen, was es tun und lassen soll, dass sie es nie kennen lernen und sich nie an seiner Person erfreuen können. Es ist für Mitglieder einer gestörten Familie oft eine große Überraschung, dass sie sich aneinander freuen können." (Satir 1993, S.26) „Management-Kontroll-Programme" für Schulkinder erscheinen unter diesem Aspekt besonders kontraproduktiv. Strikte Tagespläne und deren Kontrolle sind der Freude unter den Familienmitgliedern nicht sonderlich zuträglich.

Sind Familien in ihrem Miteinander festgefahren, gilt es, harte Resonanzmuster aufzuweichen, neue Kontaktwege zu ebnen, Sichtweisen zu erweitern, indem TherapeutInnen ihre Resonanzfähigkeit nutzen und diese in die Familiensitzungen mit einbringen. „Bei mir kommt viel Druck an! Ich spüre, dass ich fast ängstlich werde, wenn Sie mit Ihrem Sohn reden!" So oder ähnlich können Sharings von TherapeutInnen lauten. Ebenso ist die Einfühlung der Eltern gefragt. „Was haben Sie selbst in diesem Alter gefühlt, gedacht, gespürt, wie war Ihr Verhältnis zu Ihren Eltern?" Oft treffen wir in scheinbar „hartherzigen Großen" verletzte Kinder wieder, die ihrerseits durch ihre Eltern große Mängel erlitten haben und manchmal die Chance sehen und ergreifen, heute für ihre Kinder etwas anderes versuchen zu wollen. In diesen Sitzungen begegnet uns Nähe zwischen Eltern und Kindern, notwendige An-Bindung. Fördernde Atmosphären keimen zart, manchmal wird das Miteinander-Musikmachen (wieder?) möglich. Sind die Kontaktfäden zwischen Eltern und Kindern unterbrochen, brauchen sie in diesem Festgefahren-Sein Hilfe durch TherapeutInnen, die sich auf Resonanzprozesse einlassen. Besonders intensiv und verquer stellt sich die Beziehung dar, wenn Eltern eines hyperaktiven Kindes selbst von ADHS betroffen sind. Hier nehmen sich die Erwachsenen oftmals extrem zurück, um nicht so zu verletzen, wie sie sich durch ihre Eltern verletzt fühlten. Ihre Resonanz ist also in besonderer Weise blockiert. Gleichzeitig fällt es diesen doppelt betroffenen Eltern schwer, eine Verbindung zum Kind herzustellen, die sie selber bei den eigenen Eltern nicht erfahren durften. Es ist äußerst schwierig für von ADHS selbstbetroffenen Eltern, die Beziehung zu ihrem Kind anders und neuartig zu gestalten. Darin brauchen Eltern und Kinder Unterstützung und die Bereitschaft, sich auf neue Wahrheiten und Sichtweisen einzulassen. Dies erscheint ohne Eigentherapie der betroffenen Eltern ein Sisyphusweg.

Epilog

MusiktherapeutInnen, die sich aufmachen, mit hyperaktiven Kindern und Jugendlichen zu arbeiten, wagen ein schwieriges Unterfangen. Lassen sie sich auf eine echte Begegnung ein, so werden ihnen alle Aspekte des Erlebens von Hyperaktivität begegnen, sei es Unruhe, Hektik, ein hohes Tempo und Unkontrolliertheit, Angst ,Ohnmacht, aber auch Kreativität, inniges Erleben sowie spannende, aufregende musikalische Dialoge und Augenblicke neugeknüpfter Kontaktfäden sowie deren erneutes Abreißen. All dies wird in TherapeutInnen eigene Resonanzen und Gefühle auslösen – dies erfordert Mut! Intensive Selbstachtsamkeit, musikalisch-therapeutische Methodenkompetenz und -vielfalt und Hilfe durch Intervision und/oder Supervision sind ihnen dabei wichtige Begleiter.

Musiktherapie nach leibtherapeutischem Verständnis wird im Normalfall nicht die Hyperaktivität , wie manchmal von Eltern gewünscht, „wegmachen", aber sie kann ermöglichen, dass Kinder sich ein Stück anders erleben, vielleicht ein bisschen „richtiger", „wertvoller". Die Musiktherapie kann der geschützte Ort sein, an dem, wie es die Kinderpsychotherapeutin Virginia M. Axline in ihrem Bericht über einen therapeutischen Prozess (1964) beschreibt, sich ein Selbst entfalten kann, um von hier aus mit neuen Schwingungen in die Welt zu gehen. Ein Selbst mit seinen Klangbotschaften zu erhören, ist nicht immer schmerzfrei – im Erhören und Resonanz-Schenken liegen jedoch die Chancen, Innenansichten zu wandeln, neue Perspektiven und Anklänge zu ermöglichen, Wahl- und Spielmöglichkeiten zu erweitern. Den inneren Reichtum hyperaktiver Kinder und Jugendlicher mit-entdecken zu dürfen, diesen Schatz zu heben, empfinde ich als Geschenk. Musik kann dabei ein wunderbares Medium sein, muss es aber nicht. Gerade die Arbeit mit Jugendlichen erfordert ein breites Methodenspektrum und Medienwechsel. „Entscheidend für diesen Wechsel ist die Bedürfnislage des Kindes gegenüber einem bestimmten Medium. Wichtiger ist hier das Festhalten am Kontakt zum Kind, auch um den Preis, dass Musik phasenweise nur eine geringe Rolle in der Musiktherapie spielt."(Mahns 1999, S.159)

Wenn Kinder nach erfolgter Therapie äußern: „Ich klinge ja doch nicht sooo scheiße!", wenn sie glücklich sind, ihre innersten Gefühle einmal geäußert, gespielt und mit-geteilt zu haben, wenn SchülerInnen dann doch an der ersehnten Klassenfahrt teilnehmen können, weil sie nicht mehr „ausrasten", wenn Eltern einen Weg zu schon verloren geglaubten Jugendlichen finden, ihre vorhandene verschüttete Liebe füreinander, die Freude aneinander wiederentdecken, betritt auch ein wenig Glück den therapeutischen Raum.

Anregungen zur Gestaltungs- und Tanz- und Bewegungstherapie mit hyperaktiven Kindern

Udo Baer

Waltraut Barnowski-Geiser hat in ihren Beiträgen zur musiktherapeutischen Arbeit mit hyperaktiven Kindern zahlreiche Beispiele vorgestellt. Auch dort finden sich Hinweise, die über die Musiktherapie hinausreichen. Dennoch möchte ich aus dem Feld der Tanz- und Bewegungstherapie sowie Gestaltungstherapie einige Anregungen ergänzen, die ich unter Themenstichworten zusammenfasse, auf die in den bisherigen Beiträgen ausführlich eingegangen wurde.

Erregung:

- Waltraut Barnowski-Geiser beschrieb, wie ein Kind seine Erregungskurven malte und dann musizierte. Gemalte Erregungsverläufe und -konturen können auch einen wunderbaren Ausdruck im Tanz finden: „Tanz das, was du gemalt hast." Oder: „Bewege dich so, wie sich deine gemalte Kurve (oder: deine Erregung, deine Spannung, deine Unruhe ...) bewegen würde."
- Die Therapeutin oder der Therapeut können dem Kind auch einen unmittelbaren Ausdruck der Erregung vorschlagen, indem sie auffordern: „Beweg dich mal so, wie deine Aufregung ist." Oder sie sagen: „Tanze deine Unruhe."
- Wenn ein Kind seine Erregung malt, tanzt oder musiziert, bringt dies schon spannende Aufschlüsse und eröffnet Veränderungsmöglichkeiten. Noch bewegender sind die Antworten auf die schlichte Frage: „Was war vorher?" Hier wird deutlich, was z. B. ein hohes Erregungsniveau zum Explodieren bringt, was „zu viel" ist, was unerträglich ...

- Innere Unruhe und Erregung können so gemalt werden, dass das Bild fast „ertanzt" wird. Dazu wird eine großes Papier, möglichst 2.00 m mal 1.20 m, an die Wand gehängt und aufgefordert, es mit großen Bewegungen zu malen. Zumeist überrascht der große Spielraum die Kinder und sie „legen los". Nach einer Weile werden oft die Bewegungen kleiner, das Malen differenzierter und feiner und damit auch die Konzentration und Gerichtetheit.

Schutz:

- Ein Junge braucht Schutz. In der Therapie hat er sich seine „Schutzecke" gebaut. Doch die hat er in der Schule nicht. „Wenn du jetzt in deiner Ecke sitzt und dich schützt – wo in deinem Körper spürst du den Schutz besonders?" „Na, an der Haut. Überall. Rundherum."
  „Wenn du dir in deinem Körper eine Schutzecke einrichtest, wo wäre die?" „Im Bauch, ganz klar." Und er hält sich die Hände vor den Bauch.
  Oft finden Kinder in ihrem Körper Orte und Symbole des Schutzes und können durch Gesten diese zu Hilfe rufen bzw. aktivieren.
- Kinder im Kindergartenalter bauen sich gern menschliche „Schutzräume", um durch körperlichen Kontakt Eindeutigkeit und Halt zu spüren. Meist lässt sich das Kind, auf dem Boden sitzend, von dem ebenfalls sitzenden Erwachsenen mit Armen und Beinen umfassen. Das Kind bekommt die „Aufgabe", sich zu befreien. Ein Rangelei beginnt, bei der die Kinder alles wollen, nur nicht, sich zu befreien ..., zumindest nicht schnell und ohne starken Widerstand.
- Gestalterisch ist der Schutz ein Rahmen. Wir lassen auf einem Blatt Papier ein Viereck zeichnen, so dass zwei Flächen entstehen: ein Innenraum und ein Außenraum, der Rahmen. Nun darf das Kind in den Rahmen all das hineinmalen, was es sich als Schutz

wünscht. Und danach sich selbst in die Innenfläche. Ein Rahmenbild entsteht.

Richtung:

- Bei kleineren Kindern lassen sich viele Bewegungserfahrungen um die Themen Prägnanz-Diffus und Gerichtetsein herum in Geschichten einbauen. Zum Beispiel: „Pinoccio geht auf Wanderschaft. Er geht mal hierhin und mal dahin. Macht das auch, mal rechts, mal links. Dann bekommt er Hunger. Er sieht weiter weg eine Gaststätte und rennt schnurstracks drauf zu ... Da schaut er durch das Fenster und sieht, dass dort die Räuber am Tisch sitzen. Also rennt er schnell weg ... Er hat sich verirrt und ist immer noch hungrig. Er sucht einen Weg ... Doch plötzlich riecht er den Geruch eines Lagerfeuers ..." Und so weiter. Alle Kinder bewegen sich, mal verirrt und verwirrt und durcheinander, mal gerichtet und klar.
- Auch Drücken und Ziehen mit der Therapeutin oder dem Therapeuten geben Richtungen an, spielerisch und im „handfesten" Kontakt.

Spielräume:

- Bedeutungsräume bieten Möglichkeiten, verschiedene Erlebensqualitäten auszuprobieren. Wenn Kinder mehrere Räume durchlaufen, können sie verschiedenen Aspekten ihres Erlebens buchstäblich „Raum geben" (zum Verraumen siehe Baer/Frick-Baer 2002). Die Reise solle die Kinder da abholen, wo sie sich gerade befinden, also in einem „Raum der Unruhe" oder „Raum des Aufgeregtseins", und über verschiedene Zwischenstationen z. B. in einem „Raum des Ausruhens" oder „Raum der Pause" münden. Je nach Alter können die Räume in Geschichten eingebaut werden. Ein „Raum des Tobens" wird zu einem „Raum, in dem

- Aus jedem Chaos können Formen entstehen, aus chaotisch erscheinendem Musizieren ebenso wie aus dem Durcheinander freier Tanzimprovisation oder Gestaltung. Ein Junge malt sein inneres „Durcheinander" als Kleckerbild auf dem Boden mit zahlreichen Gouache-Farben, chaotisch und kreuz und quer. Als er fertig ist, sagte er: „Jetzt bin ich ruhiger ... Das Bild sieht ja richtig geil aus, da ist ja was los!" Und auch auf den Therapeuten wirkt es kraftvoll und lebendig. Die Augen des Jungen strahlen, als der Therapeut ihm dies sagt.

„Und wo ist die Ruhe auf deinem Bild?"

„Da, in dem Gelb natürlich."

- Jede Tempoveränderung, wenn sie spielerisch vorgenommen wird, gibt Spielräume des Erlebens: Zeitlupe, Zeitraffer ...

Materialien als Angebote:

- Leere Postkarten können mit Symbolen jeder Art bemalt werden. Ein Mädchen malt sich zu Beginn jeder Therapiestunde das, was sie beschäftigt, „von der Seele": einige „Nervig-und-doof-Postkarten", einige „Geht-so-Postkarten", manchmal auch eine „Super-Postkarte".
- Zeitungspapier ist ein Material, das niedrigschwellig ist und zu vielseitigen Aktionen anregt. Man kann es zu Kampfschwertern rollen und damit (ungefährliche) Kämpfe austoben. Man kann zu in Musikkonzerten reißen, zu Schneebällen knüllen (und mit ihnen werfen) oder mit Hilfe von Kreppband zu Monsterskulpturen und anderen Objekten gestalten.
- Tanzen mit drei bis vier Meter langen Tüchern lädt ein, Räume zu bilden, Verbindungen zu schaffen, Höhlen zu bauen ...
- Jugendliche reagieren auf Farben, Buntstifte u.Ä. oft abwertend: „Ist ja was für Kinder." Bieten wir ihnen handfeste und zum Greifen einladende Materialien, die nicht mit „Basteln" oder „Kunstunterricht" assoziiert werden, lassen sie sich gern darauf ein und

produzieren Aufregendes. Besonders geeignet sind Arbeiten mit Holz und Stahl.

InfoKompakt

Udo Baer

1 Medizinische Diagnostik

Es gibt eine internationale Klassifikation aller Erkrankungen, auch der psychischen, die von der Weltgesundheitsorganisation WHO herausgegeben wurde und laut Beschlüssen der Europäischen Union jeder Diagnose, jedem Arztbericht, jedem Rezept zugrunde liegen muss: den ICD 10. Nach dieser diagnostischen Klassifizierung gibt es die Bezeichnungen ADS oder ADHS nicht. Der ICD 10 redet von einer „Einfachen Aufmerksamkeits- und Hyperaktivitätsstörung (F90.0)", wenn eine Aufmerksamkeitsstörung, Hyperaktivität und Impulsivität situationsübergreifend auftreten. Kommt noch eine „Störung des Sozialverhaltens" hinzu, bezeichnet der ICD 10 dies als „Hyperkinetische Störung des Sozialverhaltens (F90.1)".

Neben dem ICD 10 existiert noch der DSM IV, eine Klassifikation, die von der us-amerikanischen Psychiater-Vereinigung erstellt wird und auf die in Forschung und Literatur häufig Bezug genommen wird, obwohl für das europäische Gesundheitswesen eigentlich nur der ICD 10 maßgebend ist.. Der DSM IV führt seit 1980 die ADD an (Attention Deficit Disorder), im Deutschen ADS (Aufmerksamkeitsdefizit-Syndrom). Da dem Umstand Tribut gezollt werden muss, dass Kinder unterschiedlich sind, wird, wie es häufig bei solchen psychologischen Definitionen geschieht, irgendwann eine Untergruppe eingeführt. Schließlich folgen mehrere Untergruppen und es gibt dann ADS ohne motorische Unruhe und ADHS, das Aufmerksamkeitsdefizit- und Hyperaktivitäts-Syndrom, bei dem die Hyperaktivität im Vordergrund steht, etc.

Der DSM IV ordnet dem ADHS 14 Merkmale zu, von denen mindestens acht seit sechs Monaten manifest sein müssen:

1. Zappelt häufig mit Händen und Füßen oder bei Erwachsenen subjektive Empfindungen von Rastlosigkeit.
2. Kann nur schwer sitzen bleiben, wenn dies von ihm verlangt wird.
3. Wird leicht durch externe Reize abgelenkt.
4. Kann bei Spiel- und Gruppensituationen nur schwer warten, bis er an der Reihe ist.
5. Platzt oft mit der Antwort heraus, bevor die Fragen vollständig gestellt sind.
6. Hat Schwierigkeiten, Aufträge anderer vollständig auszuführen (nicht bedingt durch oppositionelles Verhalten oder Verständnisschwierigkeiten), beendet beispielsweise die Hausaufgaben nicht.
7. Hat Schwierigkeiten, bei Aufgaben oder Spielen länger aufmerksam zu sein.
8. Wechselt häufig von einer nicht beendeten Aktivität zu einer anderen.
9. Kann nur schwer ruhig spielen.
10. Redet häufig übermäßig viel.
11. Unterbricht oft andere oder drängt sich diesen auf, platzt z. B. ins Spiel anderer Kinder hinein.
12. Scheint häufig nicht zuzuhören, wenn andere mit ihm sprechen.
13. Verliert häufig Gegenstände, die er für Aufgaben oder Aktivitäten in der Schule oder zu Hause benötigt (z. B. Spielzeug, Bleistifte, Bücher, Anweisungen).
14. Unternimmt oft ohne Rücksicht auf mögliche Folgen körperlich gefährliche Aktivitäten (nicht aus Abenteuerlust), rennt z. B. ohne zu schauen auf die Straße.

Abgesehen davon, dass sich viele LeserInnen von einzelnen dieser Kriterien angesprochen fühlen werden und sich fragen, ob sie auch ADHS haben, wird aus der Formulierung der 14 Punkte die Subjektivität deutlich. Was heißt z. B. „Redet häufig übermäßig viel"? Was ist „übermäßig viel", was ist „häufig"? Und wer entscheidet das? Das Kind oder genervte Erwachsene? Eine Formulierung wie „Scheint häufig nicht zuzuhören, wenn andere mit ihm sprechen" enthält neben dem subjektiven „häufig" sogar das Wort „scheint"! Und solch ein Kriterium gibt sich „wissenschaftlich", liegt Forschungen zugrunde und psychiatrischen Diagnosen.

Solche Kategorisierungen versuchen, etwas objektivierbar zu machen, was kaum objektivierbar ist. Die Gefahr dieser scheinbaren Objektivierung besteht darin, dass dadurch die Wahrnehmung der Individualität des Kindes zu kurz kommen kann. Unserer Meinung ist das entscheidende Kriterium, ob aus den Symptomen eine Störung geworden ist oder nicht, das Leiden des Kindes und seiner Umgebung. Beides gehört zusammen: wenn die Umgebung leidet, leidet auch das Kind und umgekehrt. Das Kriterium „Leiden" ist ein subjektives Kriterium, wir sollten es als solches annehmen und nicht versuchen, es durch angeblich wissenschaftliche Kriterien zu ersetzen.

Es gibt Bemühungen, die 14 Kategorien der Symptome noch weiter zu objektivieren und scheinbar messbar zu machen. Das sieht in dem verbreiteten Connors-Fragebogen (CPTRS) dann so aus, dass man Stärkegrade annimmt und in einer Tabelle ankreuzt, z. B. bei „Stört andere Kinder: überhaupt nicht, ein wenig, ziemlich viel, sehr viel". Für „überhaupt nicht" gibt es 0 Punkte, für „ein wenig" einen Punkt usw. Das klingt „objektiver", ist aber letzten Endes genauso subjektiv wie vorher, nur dass die Subjektivität in eine Tabelle gepresst wurde.

2   Verbreitung

Die Angaben zur Verbreitung von ADHS schwanken je nach Definition und Untersuchungsfeld im Schulalter zwischen 3 bis 15 %.

Die Zahl der betroffenen Jungen ist 3 bis 9 mal so hoch wie die der Mädchen.

Da die medizinisch-psychiatrische Diagnostik des ICD 10 und des DSM Symptomgruppen zu isolieren versucht und über keine Instrumente verfügt, ganzheitlich Zusammenhänge des Erlebens und Verhaltens eines Kindes zu beschreiben bzw. zu verstehen, häufen sich Mehrfachdiagnosen. Das heißt, das Kinder, bei denen ADHS diagnostiziert wird, „zusätzliche Störungen" aufweisen, sogenannte „komorbide Störungen". Bei Kindern mit einer ADHS-Diagnose finden sich:
- „bei 30 bis 50% Störungen im Sozialverhalten (oppositionelle und aggressive Auffälligkeiten),
- bei 10 bis 40% affektive, vor allem depressive Störungen,
- bei 20 bis 25% Angststörungen,
- bei 10 bis 25% Lernstörungen und Teilleistungsschwächen,
- bei bis zu 30% Tic-Störungen bzw. Tourette-Syndrom." (Schmela 2004, S.21)

In den USA wurde 1987 das Krankheitsbild Konzentrationsschwäche und Hyperaktivität (Attention Deficit Hyperactivity Disorder, ADHD) buchstäblich per Abstimmung durch die amerikanische Psychiatrievereinigung (American Psychiatric Association) geschaffen. Innerhalb eines Jahres wurde ADHD bei 500.000 Kindern in den Vereinigten Staaten diagnostiziert.

Seit 1990 gibt es in den USA ein Sozialhilfeprogramm für einkommensschwache Eltern mit ADHD-diagnostizierten Kindern. Damit konnte eine Familie mehr als 450 Dollar pro Monat für jedes Kind mit ADHD erhalten. Jungendliche mit dieser Diagnose erhalten weitere Vorteile, zum Beispiel bei der College-Vorbereitungsprüfung.

1989 machten Kinder mit ADHD 5% der Behinderten in den USA aus.

1995 stieg der Anteil auf 25%.

Ab 1991 wurden für jedes Kind weitere 400 Dollar an jährlichen Erziehungsbeihilfen an die Schulen gezahlt. Im gleichen Jahr erkannte das Kultusministerium ADHD als Behinderung an, bei der jedes betroffene Kind Anspruch auf Sonderleistungen hat. 1997 wurden 4,4 Mio. Kinder mit ADHD diagnostiziert.

3   Hirnorganische Veränderungen?

Die Ursachen für ADS/ADHS wurden in vielen Faktoren gesucht. Eine Zeitlang wurden chemische Einflüsse und Auswirkungen von Nahrungsbestandteilen (Blei, Phosphor) angenommen, was allerdings nur bei einem kleinen Teil der Kinder eine Rolle zu spielen scheint. Immer wieder wurde nach der e i n e n   möglichst biologisch feststellbaren Ursache gesucht, um die „Störung" in „den Griff" zu bekommen.

„Das Syndrom hat im Laufe des vergangenen Jahrhunderts mindestens fünfundzwanzig Mal seinen Namen verändert. Unter anderem hieß es:
- organische Getriebenheit
- Rastlosigkeitssyndrom
- postzephalitische Verhaltensstörung
- Strauss-Syndrom
- hirnverletztes Kind
- minimale Gehirndysfunktion
- minimale Gehirnschädigung
- Syndrom des hyperaktiven Kindes
- hyperkinetische Reaktion in der Kindheit
- entwicklungsbedingte Hyperaktivität
- Aufmerksamkeitsdefizit-Störung (ADS)
- Aufmerksamkeitsdefizit-/Hyperaktivitätsstörung (ADHS)" (Armstrong 2002, S.30)

In den 80er Jahren meinte man, bei Kindern mit ADS/ADHS minimale Veränderungen im Gehirn feststellen zu können, und erklärte dies zur Minimalen Celebralen Dysfunktion, die als MCD immer noch in manchen Lehrbüchern herumgeistert, obwohl sie mittlerweile von allen, auch schulmedizinisch orientierten Forschern als widerlegt angesehen wird.

Die modernen bildgebenden Verfahren der Neurowissenschaften stellen in einigen Untersuchungen Veränderungen bzw. ein Ungleichgewicht der Neurotransmitter Dopamin, Serotonin und Neuradrenalin bei Kindern mit ADHS fest. Zahlreiche andere Studien relativieren diese Befunde oder widersprechen ihnen. Aus Veränderungen im Neurotransmittersystem eine „Ursache" für ADHS abzuleiten, bleibt allerdings zweifelhaft. Abgesehen davon, dass solche Veränderungen im Neurotransmitterhaushalt mittlerweile auch als Ursache für psychische Erkrankungen wie Depression und andere angeführt werden, bleibt in jedem Fall „offen, wie sehr diese Funde eine Ursache, Folge oder Begleiterscheinung der Symptomatik sind" (Brandau u.a.2003, S. 15). Dr. rer. nat. Dr. med. Gerald Hüther, Professor für Neurobiologie, erklärte in einem Interview: „Da das Verhalten vom Gehirn gesteuert wird, muss man bei von der Norm abweichendem Verhalten davon ausgehen, dass die neuronalen Verschaltungsmuster, die dieses Verhalten ermöglichen, ebenfalls »von der Norm« abweichen. Das ist banal. Kinder, die das Spielen eines Musikinstrumentes erlernt haben und intensiv musizieren, besitzen auch ein ‚abnormales' Gehirn." (Internet) In den letzten Jahren mehren sich die Stimmen, die sich den simplifizierenden Verweisen auf „hirnorganische Veränderungen" entgegenstellen (siehe auch unten, zum Thema Ritalin) und konstatieren, dass „es bis heute keine eindeutigen biologischen oder psychologischen Kriterien und Ursachen zur Diagnose der Störung" gibt (Brandau u.a.2003, S. 15). „Die Durchsicht deutscher und englischer Literatur erbrachte gar 135 verschiedene Bezeichnungen für das beschriebene Krankheitsbild; in 139 wissenschaftlichen Arbeiten zum Thema fanden sich fast 500 geschilderte Symptome, und die Angaben über die Häufigkeit der Erkrankungen schwankten zwischen 0 und 40 %!" (Hartmann 1997, S.48).

Der hohe Anteil „komorbider Störungen", also Störungen und Erkrankungen, die mit ADHS einhergehen, spricht dafür, dass „ADS" bzw. „ADHS" mittlerweile zu einem Sammelbegriff geworden ist: „Heutzutage (...) besteht die Gefahr, dass jedes Kind, das ein hohes Energieniveau aufweist, sich in der Schule langweilt oder frech gegenüber dem Lehrer auftritt, mit dem Merkmal ‚aufmerksamkeitsgestört' versehen wird. Hyperaktivität ist mittlerweile ein Sammelbegriff für Myriaden anderer Probleme und Zustände. Viele Kinder zeigen zum Beispiel vergleichbare Symptome während belastender Ereignisse – etwa der Scheidung der Eltern, einem Umzug oder bei Problemen mit Gleichaltrigen. Auch emotionale Probleme und Anpassungsschwierigkeiten können sich hinter Aufmerksamkeitsstörungen verstecken oder gleichzeitig damit auftreten. So werden Kinder, die eigentlich unter Depressionen, Ängsten, manisch-depressiven Erkrankungen, dem Tourette-Syndrom oder einer posttraumatischen Belastungsstörung als Folge eines Traumas oder Missbrauchs leiden, häufig als hyperaktiv fehldiagnostiziert." (Freed 2001, S.33)

4   Ritalin®

Ritalin® ist ein Medikament, das Kindern und Erwachsenen gegen ADS bzw. ADHS verabreicht wird. Der Hauptwirkstoff ist Methylpheniedat, der Haupthersteller der Schweizer Pharmakonzern Novartis. Ritalin ist ein eingetragenes Warenzeichen der Novartis Pharma Schweiz AG. Methylpheniedat wird vor allem unter dem Markennamen Ritalin vertrieben, daneben gibt es noch zwei andere, z. B. Adderal.

Es muss täglich genommen werden und wirkt nicht nachhaltig. Wenn es abgesetzt wird, sind die gleichen Symptome wieder da wie vorher (wenn ansonsten nichts therapeutisch unternommen wurde).

Wie wirkt Ritalin? Ritalin greift in den Dopaminhaushalt des Gehirns ein. Alle Prozesse des Gehirns bestehen darin, dass zwischen Gehirnzellen (Neuronen) Verbindungen hergestellt werden. Diese Verbindungen bestehen aus ansteigender bzw. abfallender Erregung, sind also elektrisch messbar, und sind gleichzeitig biochemische Prozesse. Ein wichtiger biochemischer Botenstoff (Neurotransmitter) ist Dopamin. Ritalin führt Dopamin dem Gehirn zu, steigert also zuerst einmal die Erregung, was aber zu einer paradox erscheinenden Wirkung führt. Das durch Ritalin zugeführte Dopamin belegt die „Anlegestellen" für Dopamin an den neuronalen Verbindungen (Synapsen). Dadurch stellt das Gehirn die eigene Dopaminproduktion ein bzw. verringert sie. Infolgedessen wird beim Auftreten neuer Reize kein neues Dopamin hergestellt, werden also auch keine Verbindungen zwischen Neuronen aktiviert. Die neuen Reize werden nicht wahrgenommen, sondern ausgeblendet. Das Kind bleibt auf das konzentriert, womit es gerade beschäftigt ist.

Welche Einwände oder Bedenken gegen Ritalin gibt es?

- Ritalin greift schwerwiegend in den Arbeitsprozess des Gehirns ein, ist also ein Psychopharmakum. Es gehört zu den Amphetaminen und wird von der amerikanischen Drogenbehörde in die gleiche Klasse wie Kokain eingestuft. „Methylpheniedat, welches unter der Bezeichnung Ritalin produziert wird, ist ein anregendes Mittel der Kategorie II (Erläuterung siehe unten) welches pharmakologische Effekte produziert, die denen von Kokain und Amphetaminen ähnlich sind. Es wird zumeist von Ärzten verschrieben, um Aufmerksamkeitsdefizit und Hyperaktivität (ADHD) sowie andere Zustände zu behandeln. Im Gegensatz zu anderen Anregungsmitteln wurde Methylpheniedat (MPH) nicht in illegalen Laboratorien produziert. Die dramatische Zunahme der amerikanischen Produktion und Verwendung dieser Droge in den letzten Jahren kann im Wesentlichen auf die Behandlung von ADHD-Kindern zurückgeführt werden. Eine zunehmende Anzahl von Missbräuchen ist auf Jugendliche zurückzuführen, die MPH wegen seiner anregenden Wirkungen nehmen. Wirkungen wie die von Appetitzüglern, Vertreibung von Müdigkeit, Aufmerksamkeitssteigerung (um nächtelang zu studieren) und der euphorisierenden Wirkungen. Pharmazeutische Tabletten werden zumeist durch den Mund eingenommen oder auch pulverisiert durch die Nase. Jedoch lösen einige Abhängige die Tabletten in Wasser auf und spritzen sie sich. Normalerweise entstehen Schwierigkeiten durch die unlöslichen Füllmittel der Tablette. Diese Füllmittel verstopfen kleine Blutgefäße und verursachen ernsthafte Schäden in der Lunge und der Augennetzhaut. Weiterhin verursacht MPH entsprechend der Dosis erhöhten Herzschlag und Blutdruck und ist in der Lage eine ernsthafte psychische Abhängigkeit zu erzeugen." (Internetseite des us-amerikanischen Justizministeriums http://www.usdoj.gov/dea/concern/ritalin.html)

„...ca. 15 % aller Psychopharmakaverschreibungen in Deutschland fallen auf Kinder, jeder dritte Schüler nimmt Medikamente zur besseren psychischen Befindlichkeit (Schlaf-, Anregungs-, Beruhigungstabletten) (Bernau 1995, 79ff; Presseagentur ap 1996,S.34)." (zit. n. Passolt 2001, S.29f)

- „Die Liste der Nebenwirkungen des Ritalin ist lang und führt häufig dazu, dass Amphetamin abgesetzt wird: Der Beipackzettel informiert über Schlaflosigkeit, Appetitlosigkeit, Magenbeschwerden, Traurigkeit, Ängstlichkeit, Kopfschmerzen, Schwindel, Gewichtsverlust, Durchfall, Verstopfung, nervöse Tics, Hautausschläge, Haarausfall, Gelenkschmerzen, Sinnestäuschungen, bis hin zu psychotischen Reaktionen, Herzjagen und Herzrhythmusstörungen. Auch Todesfälle wurden bereits gemeldet." (Gründler 2002, S.41)

- Dadurch dass Ritalin in den Dopaminhaushalt eingreift, braucht das Gehirn nicht mehr selbst die Dopaminzufuhr zu regulieren. Und dies bei Kindern in den Lebensjahren, in denen das Gehirn entscheidende Weichenstellungen vornimmt. Die verantwortungsvolle Sorge mancher Hirnforscher wie Prof.Dr.Gerald Hüther besteht darin, dass hier Weichenstellungen im Gehirn vorgenommen werden, deren Folgen nicht abzusehen sind. „Methylpheniedat, der Wirkstoff von Ritalin, ist ein Amphetamin, also ein Aufputschmittel, das die Arbeitsweise des kindlichen Gehirns erheblich verändert. Die mittleren und längerfristigen Auswirkungen dieses Eingriffs sind noch völlig unerforscht." (Hüther 2002, S.41) Hüther kritisiert, dass die Ritalin-Gabe auf einem Modell des Gehirns beruht, dass vor 20 Jahren geltend war, heute aber völlig überholt ist.

- Langzeitwirkungen der Ritalineinnahme sind nicht hinreichend erforscht. Bei Tierversuchen führte die Ritalinvergabe zur Erkrankung am Parkinsonsyndrom. „Wie Tierversuche gezeigt haben, wird durch die Methylpheniedat-Behandlung während der Phase der Hirnentwicklung, also vor der Pubertät, die weitere Ausreifung und Ausformung der Dopaminergeninervation (also der Prozess der Dopaminproduktion und -freisetzung) unterdrückt. Wenn Kinder ein zu stark ausgebildetes dopaminerges System besitzen, würde es auf diese Weise zurechtgestutzt. Bei Kindern mit einem normal entwickelten dopaminergen System jedoch würde eine weitere Ausformung dieses Systems unzureichend sein. Als Spätfolge dieses Defizits kann es zu einer erhöhten Gefahr der Ausbildung eines Parkinson-Syndroms im höheren Lebensalter kommen." (Hüther 2002, S.43)

- In den USA ist ADS eine Modediagnose und Ritalin eine Mode-
droge. Dort nehmen 15% der Schulkinder Ritalin (in Deutschland 50 000 bis 100 000), Tendenz steigend. Dort gibt es, wie
auch in Deutschland schon vereinzelt, auf Schulhöfen einen
Ritalin-Schwarzmarkt. „Ein Blick nach Amerika zeigt, wohin die
Reise möglicherweise noch geht: Im Jahr 2000 wurde dort fast 10
Millionen mal ein Medikament mit dem Wirkstoff Methylpheniedat verschrieben. Etwa 90 Prozent der weltweiten produ-
zierten Ritalin-Mengen werden in den USA verbraucht. Nach
Schätzung der amerikanischen Drogenbehörde nehmen heute 15
Prozent der amerikanischen Schulkinder Ritalin." (Gründler 2002,
S.40) „Allein in Deutschland stieg die Absatzmenge Ende der
90er-Jahre um das 40-fache: Von 0,7 Millionen Tabletten im Jahre 1995 auf 31 Millionen 1999. Die im ersten Halbjahr 2001 in
Deutschland verschriebene Menge reicht für 16,4 Millionen einzelne Tagesdosen. Auf der Hitliste der am meist verkauften Psychopharmaka steht Ritalin auf Rang 11, Tendenz steigend." (Gründler
2002, S.40)

„Gerade als wäre damit eine Schleuse geöffnet worden, hat seitdem die Anzahl der Kinder flutartig zugenommen, bei denen diese
als Aufmerksamkeits-Defizit/Hyperaktivitätsstörung (ADS bzw.
ADHS) bezeichnete Erkrankung diagnostiziert wurde. Allein in
den USA stieg die Zahl der als behandlungsbedürftig eingeschätz-
ten Kinder von unter eine Million im Jahr 1990 auf über zehn
Millionen im Jahr 2000. Schätzungen gehen davon aus, dass zwischen drei und fünf Prozent aller schulpflichtigen Kinder davon
betroffen sind. In Deutschland rechnet man gegenwärtig mit etwa
170000 bis 350000 behandlungsbedürftigen Kindern. Mit Ritalin
oder einem ähnlichen Präparat dauerbehandelt wurden bis zum
Herbst 2001 etwa 50000. 1990 waren es noch lediglich 1500.

Kein anderes Medikament, das unter das Betäubungsmittelge-
setz fällt, verzeichnet derartige Zuwachsraten. Bereits in den 50er
Jahren von der Schweizer Firma Novartis auf den Markt gebracht,
erlebte Ritalin in den 90er Jahren einen unglaublichen Boom: Die

Produktion stieg im Zeitraum von 1990 bis 1997 von 2,8 auf 13,5 Tonnen. 90 % davon werden nach wie vor an Kinder und Jugendliche in den USA verabreicht. 1998 wurden dort vier Millionen Kinder und Jugendliche mit Ritalin (bzw. Adderall®) behandelt. Nach Schätzungen der internationalen Drogen-Überwachungsbehörde der UNO ('International Narcotics Control Board, INCB') hat sich diese Zahl bis zum Jahr 2000 bereits verdoppelt. Weltweit nehmen gegenwärtig ca. zehn Millionen Kinder täglich Ritalin® ein. In den USA erhalten 200000 Kinder das Medikament sogar bereits im Alter von zwei bis vier Jahren.

In Deutschland stieg der Absatz von Ritalin-Tabletten innerhalb der letzten fünf Jahre um mehr als das 40fache (1995: 0.7 Millionen, 1999: 31 Millionen Tabletten). Nach den Angaben des Bundesinstituts für Arzneimittel- und Medizinprodukte (BfArM) stieg der Verbrauch von Methylpheniedat, dem Wirkstoff dieser Tabletten, von 34 kg im Jahr 1993 auf 119 kg im Jahr 1997. Das entspricht einem Anstieg der insgesamt abgegebenen Tagesdosen von 1,1 Millionen auf 3,9 Millionen. Die im ersten Halbjahr 2001 verschriebene Menge reichte für 16,4 Millionen Einzeltagesdosen. Damit ist die Ritalin-Verschreibung seit 1990 auf etwa das 30fache angestiegen. In der Liste der meistverkauften Psychopharmaka war Ritalin bis 1999 bereits auf den 11. Rang vorgestoßen. Ähnliche Zahlen werden auch aus anderen europäischen Ländern gemeldet (in der Schweiz stieg der Verbrauch im Zeitraum 1997 bis 2000 von 5,9 kg auf 27,3 kg). Die Tendenz ist überall weiter steigend." (Hüther 2002, S.12/13)

- In Deutschland kann jeder Arzt Ritalin verschreiben, nicht, wie in anderen Ländern, nur Kinder- und Jugendpsychologen oder -psychiater. Oft sind die Dosierungen zu hoch. Ärzte, die viel verschreiben, werden unter hilflosen Eltern als Tipp gehandelt.

Als wesentliche Begründung für die Vergabe von Ritalin wird angeführt, dass die Wirkung ein Beweis dafür sei, dass ADS in einer hirnorganischen Störung begründet sei. Dies wird schon lange zu belegen versucht. Aber:

„Aus der Wirkung von Ritalin auf das Vorhandensein einer Stoffwechselstörung zu schließen, wie viele Befürworter das tun, ist ein Zirkelschluss. Denn das Amphetamin wirkt bei jedem Menschen, auch bei Gesunden, leistungssteigernd und konzentrationsfördernd. Das macht die Attraktivität von Ritalin als Alltagsdroge aus. Auch die Argumentation, die Wirksamkeit der Substanz beweise, dass eine organische Störung vorhanden sein müsse, geht ins Leere: Niemand würde die Wirksamkeit von Aspirin gegen Kopfschmerzen als Beweis dafür akzeptieren, dass die Kopfschmerzen organisch und Stoffwechsel bedingt seien." (Gründler 2002. S. 41)

Trotz all dieser Einwände gilt: Ritalin hilft vielen Kindern und Erwachsenen mit ADS. In manchen Fällen ist die Einnahme sicherlich hilfreich, um den sich hochschaukelnden Prozess der Erregung, Hilflosigkeit, (Selbst-)Abwertung usw. zu durchbrechen, eine Pause relativer Ruhe einkehren zu lassen und so vielleicht Voraussetzungen für eine therapeutische Behandlung oder sonstige Hilfen zu schaffen.

Die Einwände sind nach unserer Meinung aber so ernst zu nehmen, dass gelten sollte:
- Verschreibung von Ritalin nur durch besonders erfahrene, Vorund Nachteile sorgfältig abwägende und qualifizierte FachärztInnen.
- Therapie geht vor Medikamentation.
- Ritalineinnahme sollte von Therapie begleitet werden.
- Jede langfristige Einnahme muss regelmäßig unterbrochen werden, um andere Hilfen zu probieren.

Literaturliste

Ansohn, Meinhard / Terhag, Jürgen (Hrsg.)(2004): Musikunterricht heute 5. Oldershausen

Armstrong, Thomas (2001): Das Märchen vom ADHS-Kind. 50 sanfte Möglichkeiten, das Verhalten Ihres Kindes ohne Zwang und ohne Pharmaka zu verbessern. Paderborn

Aust-Claus, Elisabeth / Hammer, Petra-Marina (2001): Das ADS-Buch. Neue Konzentrationshilfen für Zappelphilippe und Träumer. Ratingen

Axline, Virginia M. (1964): Dibs. Die wunderbare Entfaltung eines menschlichen Wesens. Gütersloh

Baer, Udo (1996): Tridentität - Identitätsbildung und Therapie. Thesen. In: Sozialtherapie Heft 16, Münster

Baer, Udo (1999): Gefühlssterne, Angstfresser, Wandlungsbilder ... Kunst- und gestaltungstherapeutische Methoden und Modelle. Neukirchen-Vluyn

Baer, Udo (2005a): Neurowissenschaften, Säuglingsforschung und Therapie. Reihe KompetenzKompakt, Band 1. Neukirchen-Vluyn

Baer, Udo / Frick-Baer, Gabriele (2004): Klingen, um in sich zu wohnen: Methoden und Modelle leiborientierter Musiktherapie. Neukirchen-Vluyn

Baer, Udo / Frick-Baer; Gabriele (2002a): Gefühlslandschaft Angst. Bibliothek der Gefühle, Band 2. Neukirchen-Vluyn

Baer, Udo; Frick-Baer, Gabriele (2002b): Resonanz. In: therapie kreativ, Zeitschrift für kreative Sozio- und Psychotherapie. Heft 32/33. Neukirchen-Vluyn

Baer, Udo; Frick-Baer, Gabriele(2001): Leibbewegungen. Methoden und Modelle der Tanz und Bewegungstherapie, Neukirchen-Vluyn

Balke, S.(2000): Drei Regeln reichen aus. Soziales Verhalten kann trainiert werden. Friedrich Jahresheft. 2000

Barnowski-Geiser, Waltraut (2001): „Wenn ich nicht mehr zu Musikförder kann, baue ich nur noch Scheiß" – Ein Plädoyer für sozialtherapeutische Arbeit in der Schule. In: Praxis des Musik-unterrichts. Die Grünen Hefte. Heft 67

Barnowski-Geiser, Waltraut (2002): Übergang als Chance. Musiksoziotherapeutische Arbeit zum Èrwachsenwerden,in einer Realschule. In: therapie kreativ. Heft 32/33, Zeitschrift für kreative Sozio- und Psychotherapie. Neukirchen-Vluyn

Barnowski-Geiser, Waltraut (2003a): Einzelförderung durch Musiktherapie in der Schule. Ein Konzept. In: therapie kreativ, Zeitschrift für kreative Sozio- und Psychotherapie. Heft 37 Neukirchen-Vluyn

Barnowski-Geiser, Waltraut (2003b): Im Spagat durch Neuland: Lehrerin und Musiktherapeutin in der Schule. In: Diskussion Musikpädagogik. Heft 15

Barnowski-Geiser, Waltraut (2004): Klangreisen zur Leiblichkeit. In: therapie kreativ, Zeitschrift für kreative Sozio- und Psychotherapie, Heft 39/40. Neukirchen-Vluyn

Bayer, Gerhard (2000): Meine Kraft reichte nicht mehr aus. Pluspunkt 1/2000

Brandau, Hannes; Pretis, Manfred; Kaschnitz, Wolfgang (2003): ADHS bei Klein- und Vorschulkindern. München, Basel

Braun, Walter (2004): Schulversuch: Zurück in die 50er-Jahre. Psychologie heute 8/2004

Brettschneider, Eva-Maria (2000): Fabian und der „Spielraum" Schule. In: therapie kreativ, Zeitschrift für kreative Sozio- und Psychotherapie. Heft 28. Neukirchen- Vluyn

Büchele, Rosa (1999): Impulskontrolle oder die Lust an Grenzen. Die Rhythmikgruppe als Therapieangebot für hyperaktive Kinder. In: Deutsche Gesellschaft für Musiktherapie (Hrsg.)(1999): Beiträge zur Musiktherapie. Berlin

Burow, Olaf-Axel / Gudjons, Herbert (1998): Gestaltpädagogik in der Schule, Hamburg

Busch-Nabe, Christel (2001): Shakespeares Tod. Musiksoziotherapeutischer Arbeitsansatz im Kunst- und Musikunterricht der

Grundschule. In: Deutscher Fachverband für Sozialtherapie (Hrsg.)(2001): Sozialtherapie in Aktion. Neukirchen-Vluyn

Cramer, Friedrich (1998): Symphonie des Lebendigen. Versuch einer allgemeinen Resonanztheorie. Frankfurt und Leipzig 1998

Deutsche Gesellschaft für Musiktherapie (Hrsg.) (1999): Beiträge zur Musiktherapie. Berlin

Einstein, Albert (1956): Wie ich die Welt sehe. München

Freed, Jeffrey; Parsons, Laurie (2001): Zappelphilipp und Störenfrieda lernen anders. Wie Eltern ihren hyperaktiven Kindern helfen können, die Schule zu meistern. Weinheim

Freeden, v. Franziska (2001): „musikmachen mit gernhaben". Musik-Soziotherapie mit wahrnehmungsgestörten Kindern in der Musikschule. In: therapie kreativ, Zeitschrift für kreative Sozio- und Psychotherapie. Heft 31. Neukirchen-Vluyn

Friedrich, Annerose / Kleinert, Irmhild (1997): Der Klassenrat. Demokratie lernt man am besten von Anfang an. In: Praxis Schule 5-10, Heft5/1997

Frohne-Hagemann, Isabelle/Pleß-Adamczyk, Heino (2005): Indikation Musiktherapie bei psychichen Problemen im Kindes-und Jugendalter. Musiktherapeutische Diagnostik und Manual nach ICD-10, Göttingen

Geißler, Karheinz A.(1999): Vom Tempo der Welt – am Ende der Uhrzeit. Freiburg

Gerspach, Manfred (2004): Hyperaktivität aus der Sicht der Psychoanalytischen Pädagogik. In : Passolt, Michael (Hrsg.)(2004): Hyperaktivität. München

Gindl, Barbara (2002): Die Resonanz der Seele. Über ein Grundprinzip therapeutischer Beziehung. Paderborn

Gründler, Elisabeth C.: Eine Pille gegen die Überforderung. In: Psychologie heute, Oktober 2002, S.44ff

Hartmann, Thom (1997): ADD – eine andere Art, die Welt zu sehen. Lübeck ...

Hecker, Christiane (2001): Alle(s) im Griff. Über den schwierigen Prozess, sich und andere loszulassen. In: therapie kreativ, Zeit-

schrift für kreative Sozio- und Psychotherapie, Heft 29. Neukirchen-Vluyn

Hegi, Fritz(1997): Improvisation und Musiktherapie. Paderborn

Hüther, Gerald (1998): Biologie der Angst. Wie aus Stress Gefühle
werden. Göttingen

Hüther, Gerald (2001): Bedienungsanleitung für ein menschliches
Gehirn. Göttingen

Hüther, Gerald (2002): Kindergehirne sind keine Maschinen, Interview in: Psychologie heute, Oktober 2002. S.52ff

Hüther, Gerald (2004): Die nutzungsabhängige Herausbildung hirn-
organischer Veränderungen bei Hyperaktivität und Aufmerksamkeitsstörungen: Einfluss präventiver Maßnahmen und therapeutischer Interventionen. In Passolt, Michael (Hrsg.) (2004): Hyperaktivität. München

Hüther, Gerald; Bonney, Helmut (2003): Neues vom Zappelphilipp. ADS: verstehen, vorbeugen und behandeln.

aufmerksamkeitsLanger, Inghard (1994): Überlebenskampf im Klassenzimmer. Was Schüler und Eltern gegen den Gewaltterror tun
können. Freiburg

Lapierre, André; Aucouturier, Bernard (2002): Die Symbolik der
Bewegung. Psychomotorik und kindliche Entwicklung. München

Lenz, Martin (1995): Musik und Kontakt. Grundlagen und Modelle musik-sozialtherapeutischer Gruppenimprovisation. Frankfurt

Mahns, Wolfgang (1999): Musiktherapie mit Kindern – ein Über-
blick. In: Deutsche Gesellschaft für Musiktherapie (Hrsg.)(1999):
Beiträge zur Musiktherapie. Berlin

Neuhaus, Cordula (2003): Hyperaktive Jugendliche und ihre Probleme. Erwachsen werden mit ADS. Wie Eltern helfen können.
Stuttgart

Neumann, Conny (2002): Statt Frühstück Tom und Jerry, In: Spiegel spezial 3/2002

Neumann, Wolfgang / Süfke, Björn (2003): Den Mann zur Sprache bringen. Psychotherapie mit Männern. Tübingen

Oaklander, Violet (1996): Gestalttherapie mit Kindern- und Jugendlichen. Stuttgart

Passolt Michael (Hrsg.) (2001): Hyperaktivität zwischen Psychoanalyse, Neurobiologie und Systemtheorie. München

Passolt, Michael (Hrsg.) (1986): Mototherapeutische Arbeit mit hyperaktiven Kindern. München

Passolt, Michael (Hrsg.) (2004): Hyperaktive Kinder – Psychomotorische Therapie. München

Passolt, Michael: Im Dialog im hyperaktiven Kindern. Psychomotorische Therapie im Netzwerk von Alltag, Familie, Schule und Gesellschaft. In: Passolt, Michael (Hrsg.)(2001): Hyperaktivität zwischen Psychoanalyse, Neurobiologie und Systemtheorie. München Basel (S.28-49)

Prekop, Irina / Schweizer, Christel (2003) : Unruhige Kinder. Ein Ratgeber für beunruhigte Eltern. München

Satir, Virginia (1993): Selbstwert und Kommunikation. Familientherapie für Berater und zur Selbsthilfe. Dillingen /Donau

Scala, Eva (1998): Eine gestaltpädagogische Schule. In: Burow, Olaf-Axel / Gudjons, Herbert (Hrsg.)(1998): Gestaltpädagogik in der Schule. Hamburg

Schiffer, Eckhard / Schiffer, Heidrun (2002): Nachdenken über Zappelphilipp. ADS: Beweggründe und Hilfen. Weinheim und Basel

Schmela, Martin (2004): Vom Zappeln und vom Philipp. ADHS: Integration von familien-, hypno- und verhaltenstherapeutischen Behandlungsansätzen. Heidelberg

Schmitt, Eric-Emmanuel (2003): Monsieur Ibrahim und die Blumen des Koran. Zürich

Smolka, Dieter (2000): Ausgebrannt im Klassenzimmer. In: Psychologie heute 4/2000

Spitzer, Manfred (2003): Lernen. Gehirnforschung und die Schule des Lebens. Heidelberg/Berlin

Stern, Daniel (1992): Die Lebenserfahrung des Säuglings. Stuttgart

Voss, Reinhard; Wirtz, Reinhard (2000): Keine Pillen für den Zappelphilipp. Reinbek bei Hamburg

Weinberger, Sabine (2001): Kindern spielend helfen. Weinheim und Basel

Weltgesundheitsorganisation (1993): Internationale Klassifikation psychischer Störungen. ICD 10 Kapitel V (F) Klinisch-diagnostische Leitlinien. Bern

Wölfl, Andreas (2004): Rhythmische Strukturen in Entwicklungsprozessen. In: Passolt, Michael (Hrsg.)(2004):Hyperaktivität. München

Zirfas-Steinacker, Dagmar (2004): Körpersprache, fremd und vertraut. Von der Bedeutung der Sprache des Körpers in musisch-ästhetischer Erziehung und Bildung. In: Ansohn, Meinhard/ Terhag, Jürgen (Hrsg.)(2004): Musikunterricht heute 5. Oldershausen

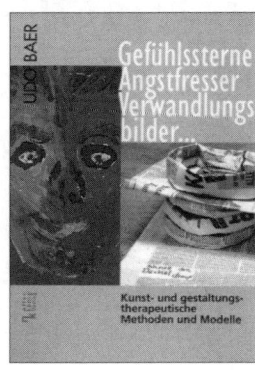
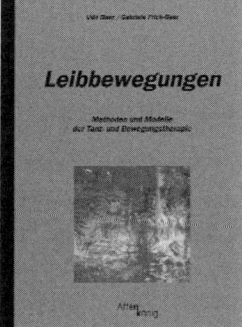
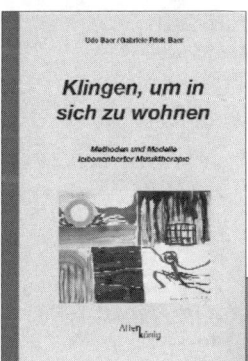
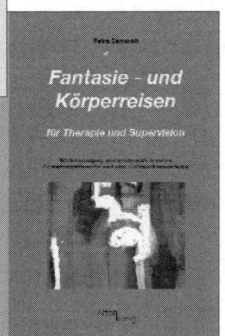

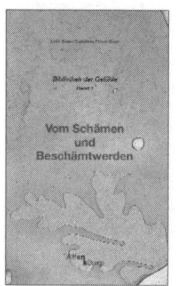
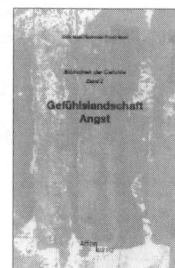
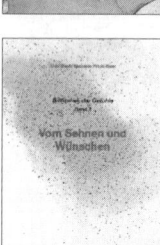
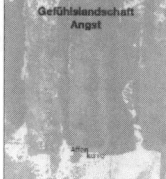

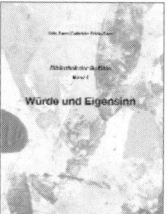
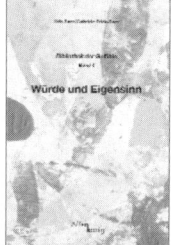

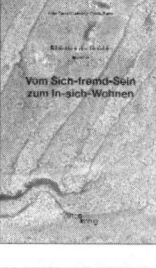
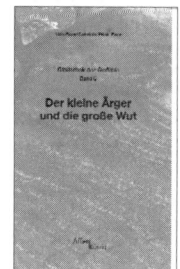

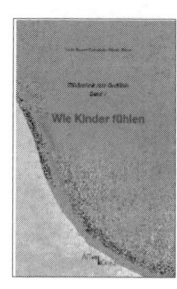
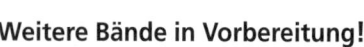

Die Methoden und Modelle, die in diesem Buch beschrieben werden, können Sie in Seminaren der Zukunftswerkstatt *therapie kreativ* näher kennenlernen oder sich in Fortbildungen aneignen.

Die Zukunftswerkstatt *therapie kreativ* führt in verschiedenen Städten berufsbegleitende Fortbildungen in

Kreative Soziotherapie mit Kindern und Jugendlichen

Tanz-Soziotherapie

Gestaltungs-Soziotherapie

Musik-Soziotherapie

Kreativer Leibtherapie

durch.

Darüber hinaus werden

Semnos-Seminare

Kompaktcurriculum Kreative Therapie mit Kindern und Jugendlichen

KompetenzKompakt-Seminare zu einzelnen Themen

angeboten.

Informieren Sie sich im Internet:
www.zukunftswerkstatt-interaktiv.de

Das kostenlose Informationsmaterial können Sie im Internet anfordern oder bei der Geschäftsstelle der

Zukunftswerkstatt
therapie kreativ

Balderbruchweg 35, 47506 Neukirchen-Vluyn
Tel.: 0 28 45/94 49 74, Fax: 0 28 45/94 49 76
www.zukunftswerkstatt-interaktiv.de
e-mail: zukunft.tmg@t-online.de

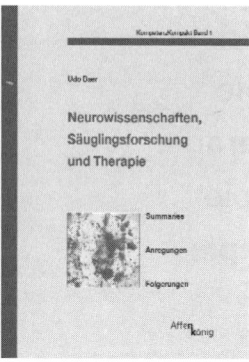
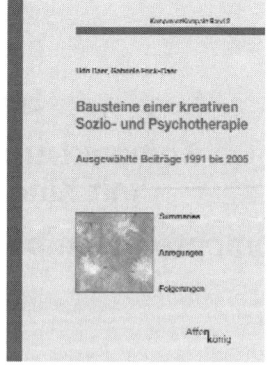
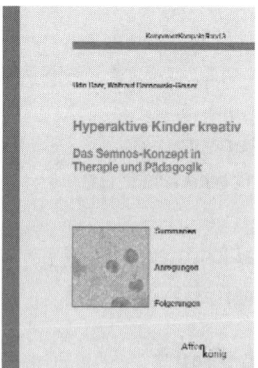
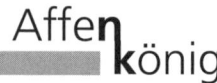